スポーツ・バイオメカニクス入門
第4版

絵で見る講義ノート

●

金子 公宥・藤原 敏行 著

Introduction to
Sport Biomechanics
4th

株式会社 杏林書院

第4版の序

本書が第4回目の改訂を行うこととなった．思えばガリ版刷りの原稿を出版社にもちこみ「絵で見る講義ノート」の副題のもとに本書を発行して以来39年，その間には杏林書院のベストセラーを30有余年もつづけるという幸運にも恵まれた．今回4回目の改訂の機を迎えたことは，今なお本書が多くの方々のお役に立っているということで著者の冥利に尽きる．

今回の改訂はある意味で歴史的である．というのも，著者（金子）の高齢化に伴って新たな息吹を吹き込むため，共著者として新進気鋭の藤原敏行氏を迎えたことである．同氏は現在，大阪体育大学で本書を用いたスポーツバイオメカニクスの授業を担当している．これまでの指導体験を踏まえて，不適切な部分の訂正はもとより，項目順の変更を含む全面的な改訂を行った．特に大きな変更は回転運動を並進運動と肩を並べて取り扱うようにした点である．旧版では，回転運動がやや難解になりやすいということを考慮して，並進運動の解説を終えてから，改めて回転運動の要点のみを説明していた．今回の改訂ではそのような小細工を廃し，バイオメカニクスの本道を歩むべく修正した．具体的には，バイオメカニクスの実際として，体育でも取り扱われる身近な回転運動を例に解説し，他項でも必要となる基礎知識は1章に織り交ぜた．項目や図表の順序が変わったのもそのためである．

本書がこの4回目の改訂を機にさらに多くの皆さまに愛され，多方面に活用していただけたら幸いである．

　　2020年3月

金子公宥・藤原敏行

第3版の序

拙著「スポーツ・バイオメカニクス入門」を最初に出版したのは，著者が大阪に来て10年目の1982年である．それから約10年後の1994年に改訂第2版を出した．その改訂は急を要した．というのも，国際単位系（SI）への切り替えが通産省より発表（1992年）されたからである．従来のキログラム（重）が新しい単位ニュートン（N）に変わると，かつて尺貫法からメートル法への変更で味わったような騒動が予想された．「混乱の起こらぬうちに」と急ぎ初版を改訂したのであった．その後，著者の危惧は半ば当たり，半ば外れた．研究論文は国内外を通じてすべて国際単位系となり，質量がキログラム（kg），力がニュートン（N）で表されるようになった．ところが，世間の動きは鈍く，SIへの変更が目立ったのは天気予報の「ヘクトパスカル（従来はミリバール）」ぐらいで，体力測定の筋力計や商店街の力量計（秤）は，相も変わらず「キログラム（kg重）」の目盛りのままで罷り通っている．

改訂にはタイミングが必要である．「10年一昔」とはよく言ったもので，先の国際単位を例に取るまでもなく，10年も経てば何かが起こる．この度の改訂第3版に当たっては，まことに格好の"助っ人"が現れた．つい先ごろ出版された『バイオメカニクス～身体運動の科学的基礎～』（金子・福永編，杏林書院）がそれである．総勢55名の執筆陣によるこの分野の総決算で，"バイオメカニクスの百科事典"との書評もいただいた．図らずも本書はその「入門書」という意味を兼ねることとなった．基本線は従来どおりだが，今回の改訂ではいくつか最近のデータを加え，「用語の解説」も加えた．また，杏林書院の太田博社長と太田康平氏のご尽力で価格をほぼ据え置いたまま2色刷りのテキストが完成し，お陰で華やかな装いの第3版となった．さらに多くの皆さんに愛され，いささかでもバイオメカニクスに貢献できたら幸いである．

　2006年3月1日

金子公宥

第2版の序

初版からはや十年余の歳月が流れ，その間に多くの方々から，誤りのご指摘を含めて，いろいろなご意見やご希望をお寄せいただいた．中には「入門書なので特に改訂しなくても良いのでは……」とのご意見もあったが，手許のテキストに赤字の書き込みが多くなったこと，テキスト向きの図表がファイルに貯まったこと，そして何よりも，国際単位系（SI）の採用に向けた単位の修正が急務となったことを動機として，このたびの改訂に踏み切った．

本書は文字どおりの「絵でみる講義ノート」であって，絵本の面白さが身上のテキストである．したがって肩肘張らずに，話の組み立て方によっては順序を変えたり飛ばしたり，行ったり来たり立ち止まったりと，自在に利用して頂きたい．そして，一人でも多くの学生諸君から「バイオメカニクスは楽しくて好きだ」と言ってもらえれば本望である．

改訂に当たり，各方面から初版にもまして多くの貴重な図表を引用させていただいた．また，同僚の淵本隆文氏には，全般にわたるチェックと貴重なアドバイスをいただき，杏林書院の太田社長と市村常務には暖かいご理解とご声援を頂いた．記して深謝の意を表します．

 1994年6月15日

金子公宥

初版の序

これまでキネシオロジーの名で親しまれてきた学問領域が，最近，バイオメカニクス（Biomechanics）と呼ばれるようになった．わが国のキネシオロジー研究会が「日本バイオメカニクス学会」と改称（1978年）して以来のことである．

バイオメカニクスとは，「生物の研究に力学を応用しようというもの」（アレキサンダー）といわれるように，生理学・解剖学などによる生体そのものの解明と，生体の運動現象の力学的解析とを合体したひとつの応用科学である．いうまでもなく，身体もひとつの物体であるから，いかなる身体運動も力学の法則にしたがってなされる．身体運動の理解に，力学的分析が不可欠なのはこのためである．

体育・スポーツの分野におけるバイオメカニクスは，この分野における力強い運動や巧みな運動などのさまざまな身体運動を対象として，そのからくりを力学・生理学・解剖学などを駆使して明らかにすることが目的である．本書のタイトルを「スポーツ・バイオメカニクス」としたのもそのためである．

本講義ノートは，著者が大阪体育大学で用いたプリント資料に，若干の手を加えて綴り合わせたものである．図表を多くして説明を添え書きていどにとどめたのは，これまでの指導経験を通じて，その方が学生諸君に歓迎されることを知ったからである．ほとんどの体育専攻学生は，厳しいスポーツ活動を通じて相当に高度な，そして専門的な知識を身につけている．それだけに，遅々とした理詰めの講義よりも，図によって結論的な事柄を提示し，多少理論の飛躍はあっても，自由奔放な解説によって感覚に訴え，共に考えるような講義の方を好むようである．指導者にとっても，"絵"をめぐって自由な話の展開ができるという点で，好都合かと思われる．

スポーツ・バイオメカニクスをどうとらえるべきか―の骨組みもまだ十分かたまらぬうちに，杏林書院のすすめもあって，このたび活字に置きかえることとなった．熟成不足のそしりをまぬがれないが，諸賢のご教示を得て逐時改訂してゆきたいと考えている．

1981年10月10日

金子公宥

Contents

序章 スポーツ・バイオメカニクスとは？

1. 領域 … 1
2. 用語 … 1
3. 定義 … 1
4. 基礎と応用 … 2
5. バイオメカニクスにおける３つのアプローチ … 3
6. 近接領域との関係 … 3
- 補足１ 研究の糸口 … 4
- 補足２ 学会関係情報 … 4

第Ⅰ章 バイオメカニクスの基礎

1. "エンジン"としての筋 … 7
1. 筋の種類と構造 … 7
   - （１）筋の種類 … 7
   - （２）筋の構造 … 8
2. 筋収縮による力の発生 … 9
3. 筋収縮の様式 … 10
4. 筋力とその伝達 … 11
5. 筋収縮の力－速度－パワー … 12
- 🌸 頭の体操「筋自体が発揮する力は？」 … 11

2. エネルギー供給 … 13
1. エネルギー供給のメカニズム … 13
2. エネルギー供給の限界 … 14

3. 運動の指令と調節機構 … 15
1. 神経系の構成 … 15
2. 反射による調節 … 16
3. 意志による調節と反射化 … 17

4. からだの構造と運動 … 18
1. 骨格系 … 18
   - （１）直立に伴う骨と骨格の変化（ヒトの特徴） … 19
   - （２）関節 … 19
   - （３）上肢と下肢の関節 … 20
2. 筋系 … 22
3. からだの軸（面）と関節運動 … 24

5. 運動と力学の法則 … 26
1. 運動の３法則（ニュートンの法則） … 26
2. 質量と重量 … 27
3. 国際単位系（SI） … 27
4. 物理量の分類：ベクトルとスカラー … 28
5. 運動量と力積 … 28
6. 力学的エネルギーと仕事 … 29
7. 並進運動と回転運動 … 30
   - （１）回転力（モーメント・トルク） … 30
   - （２）慣性モーメント … 31
- 🌸 頭の体操「具体例」 … 27

第Ⅱ章　バイオメカニクスの実際

1．立　つ　　　　　　　　　　　　　　　　　　　　33
 1　立位姿勢　　　　　　　　　　　　　　　　　33
 2　立位姿勢と脊柱弯曲　　　　　　　　　　　　34
 3　よい姿勢とは　　　　　　　　　　　　　　　34
 4　姿勢の安定性と重心　　　　　　　　　　　　35
  （1）重心とは？　　　　　　　　　　　　　　35
  （2）姿勢の安定性　　　　　　　　　　　　　35
 5　身体重心を求める　　　　　　　　　　　　　36
  （1）重心の求め方（吊り下げ法）　　　　　　36
  （2）重心の求め方（秋田法）　　　　　　　　36
  （3）重心の求め方（平面法）　　　　　　　　37
  （4）重心の求め方（作図法）　　　　　　　　37
  （5）重心の求め方（座標計算法）　　　　　　38
  （6）身体重心を求めるための身体区分とその重心位置および質量　38
❀ 頭の体操「弥次郎兵衛の不思議」　　　　　　　　36
❀ 頭の体操「弥次郎兵衛の不思議」の答　　　　　　37

2．歩　く　　　　　　　　　　　　　　　　　　　　39
 1　歩行サイクル　　　　　　　　　　　　　　　39
 2　重心移動　　　　　　　　　　　　　　　　　39
 3　角運動量　　　　　　　　　　　　　　　　　40
 4　地面反力　　　　　　　　　　　　　　　　　40
 5　歩行の力学的エネルギー　　　　　　　　　　41
 6　歩行の筋活動とエネルギー消費　　　　　　　42
  （1）歩行運動の筋電図　　　　　　　　　　　42
  （2）歩行のエネルギー消費量　　　　　　　　42

3．走　る　　　　　　　　　　　　　　　　　　　　43
 1　疾走スピードとストライド，ピッチ　　　　　43
 2　疾走能力の発達　　　　　　　　　　　　　　45
 3　疾走動作　　　　　　　　　　　　　　　　　46
 4　疾走のキック力　　　　　　　　　　　　　　47
 5　疾走の関節トルクとパワー　　　　　　　　　48
 6　疾走のエネルギー変化　　　　　　　　　　　48
 7　等速度走の効率　　　　　　　　　　　　　　49

4．跳ぶ（その1）─高く跳ぶ─　　　　　　　　　　50
 1　高跳びの力学　　　　　　　　　　　　　　　50
 2　反動動作と振込動作の効果　　　　　　　　　52
 3　走高跳び　　　　　　　　　　　　　　　　　54
 4　棒高跳び　　　　　　　　　　　　　　　　　55

5．跳ぶ（その2）─遠くへ跳ぶ─　　　　　　　　　56
 1　立幅跳びのキック力と速度　　　　　　　　　56
 2　走幅跳び　　　　　　　　　　　　　　　　　58

6．投げる ... 60
1　砲丸投げの力学 ... 60
2　砲丸投げの２投法 ... 61
3　一流砲丸投げ選手の測定成績 ... 61
4　ハンマー投げ ... 62
5　槍投げ ... 62
6　ボール投げ ... 63
7　正確に速く投げる ... 64
8　バスケットボールのシュート ... 65
9　相手を投げる ... 66
❀ 頭の体操 ... 62

7．打　つ ... 67
1　竹刀で打つ ... 67
2　手で打つ ... 68
3　拳の固さと衝撃力 ... 68
4　打撃の"鋭さ"と"重さ" ... 69
5　ボールを打つ ... 70
　（1）運動量保存の法則 ... 70
　（2）ボールの反発係数 ... 70
　（3）ジャスト・ミート ... 71
　（4）テニス ... 71
　（5）ゴルフ ... 72
6　打撃の効果 ... 73
7　ボールの回転と軌道の偏向 ... 74
8　回転による揚力と飛距離 ... 75

8．蹴　る ... 76
1　蹴る動作 ... 76
2　サッカーのキックとボール・スピード ... 77
3　キック運動の効率 ... 77

9．泳　ぐ ... 78
1　浮　く ... 78
　（1）浮　力 ... 78
　（2）浮き身 ... 79
2　人体水抵抗 ... 80
3　推進力の発生 ... 80
4　腕のかきによる推進 ... 81
5　脚のキックによる推進 ... 82
6　水中牽引力 ... 82
7　水泳スピード ... 83
8　クロール泳の巧みさ ... 83
9　平泳ぎの巧みさ ... 84
❀ 頭の体操「魚の推進力」 ... 81

10. 滑　る　……………………………………………………… 85
　　1　推進力 ………………………………………………… 85
　　2　空気抵抗 ……………………………………………… 86
　　3　雪の抵抗 ……………………………………………… 86
　　4　スキーのターン ……………………………………… 87
　　5　滑りのメカニズム …………………………………… 88
　　　　（1）復氷説 …………………………………………… 88
　　　　（2）摩擦融解説 ……………………………………… 88
　　6　スケート滑走 ………………………………………… 89
　　　　（1）推進力 …………………………………………… 89
　　　　（2）カーブ滑走 ……………………………………… 90
❀ 頭の体操「最大速度の推定」……………………………… 85
❀ 滑り機構の論争 …………………………………………… 88
❀ 頭の体操 …………………………………………………… 91

11. 回転運動　………………………………………………… 92
　　1　転がる ………………………………………………… 92
　　2　鉄棒の回転 …………………………………………… 93
　　3　鉛直軸回りの回転 …………………………………… 93
　　4　ゆか運動の宙返り …………………………………… 94

12. 自転車のペダリング　………………………………… 96
　　1　自転車のギアシステム ……………………………… 96
　　2　ペダルの踏力と回転力 ……………………………… 97
　　　　（1）踏　力 …………………………………………… 97
　　　　（2）回転力（トルク）………………………………… 97
❀ 頭の体操 …………………………………………………… 96

国際単位系（SI）……………………………………………… 98
　　SI基本単位 ……………………………………………… 98
　　SI補助単位 ……………………………………………… 98
　　SI単位 …………………………………………………… 99
　　SI接頭語 ………………………………………………… 100
　　弧度法 …………………………………………………… 100
　　単位の換算 ……………………………………………… 100
ギリシャ文字 ………………………………………………… 101
三角関数真数表 ……………………………………………… 102

専門用語の解説 ……………………………………………… 105
バイオメカニクス概説参考書 ……………………………… 109
文献（引用図）………………………………………………… 110
索　引 ………………………………………………………… 114

viii

序章 スポーツ・バイオメカニクスとは？

1 領域

身体運動には，個体レベルでみれば内臓の働きにかかわる運動から走・跳・投などの全身運動まであり，目的に着目すれば日常生活の運動から健康・体力づくりの運動，レクリエーションの運動，競技スポーツの運動などさまざまな運動があり，これらの運動のすべてが力学の法則に従ってなされる．スポーツ・バイオメカニクスでは，主に人の日常生活やスポーツにかかわる運動に焦点を当て，運動の仕組みを明らかにするとともに，パフォーマンス向上と外傷・障害予防に向けた課題を見出して，その改善策や解決策を研究する．

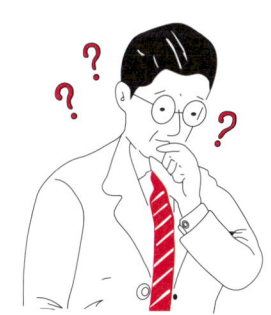

2 用語

    Sport + Bio + Mechanics = Sport Biomechanics
  （スポーツ）（生 体） （力 学）   （スポーツ・バイオメカニクス）

文字通り，
・スポーツなどの身体運動に関する知識
・身体の構造や機能に関する知識
・力学的知識
を総合する学問領域である．

3 定 義

　スポーツ・バイオメカニクスとは，力学・生理学・解剖学などの基礎知識を活用して，身体運動の仕組みをよりよく理解するための応用学である．

　Sport Biomechanics is an applied science that promotes understanding of human movement by utilizing basic knowledge from such disciplines as mechanics, physiology, and anatomy.

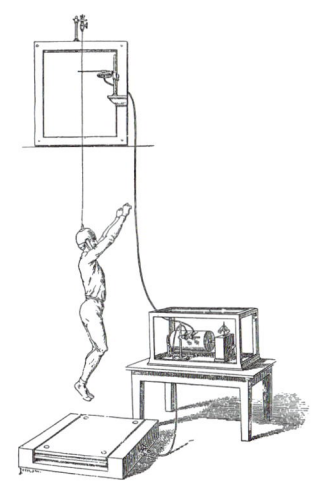

空気圧式フォースプレート（spiral dynamograph）を用いたMarey（1895）の跳躍実験

4 基礎と応用

スポーツ・バイオメカニクスは,「Why」の疑問に挑戦する科学であるが,その成果が,どう指導するかの「How」に役立つことも多い実学である.

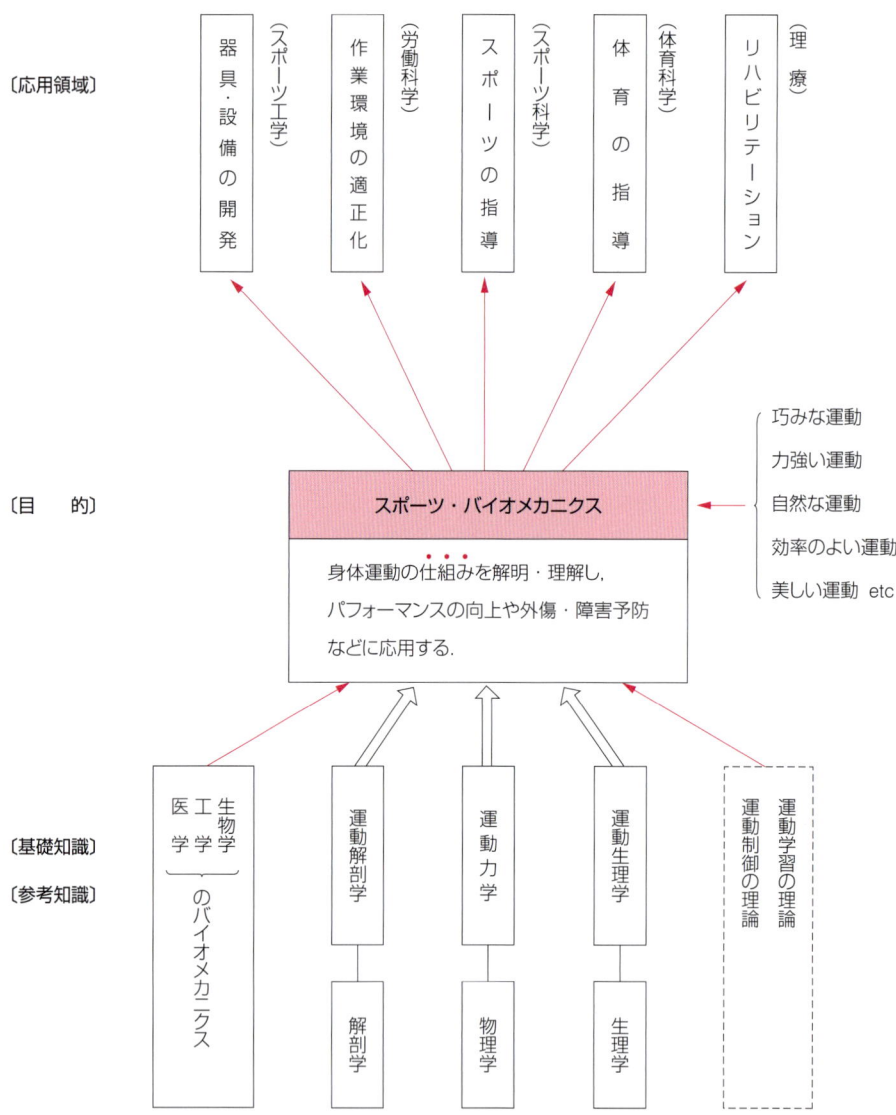

図1 スポーツ・バイオメカニクスに直接関係する基礎知識と応用領域

5　バイオメカニクスにおける3つのアプローチ

・Kinematics（動作学）：動き，フォームに重点
・Kinetics（動力学）：力の作用・反作用に重点
・Energetics（エネルギー学）：エネルギーの発生・伝達に重点

6　近接領域との関係

運動力学と運動生理学が最も近い領域であるが，アプローチの仕方（研究方法と重点のおき方）が異なる．

- 運動生理学：生理学の知識を用い，運動によって身体内部に起こる変化を中心に研究する．
- 運 動 力 学：力学の知識を用いて，物体としてのあらゆる運動を研究する．
- スポーツ・バイオメカニクス：身体の運動を力学的に分析するとともに，そこに関係する生理・解剖学的要因を併せて研究し，身体運動の仕組みを明らかにする（図2）．

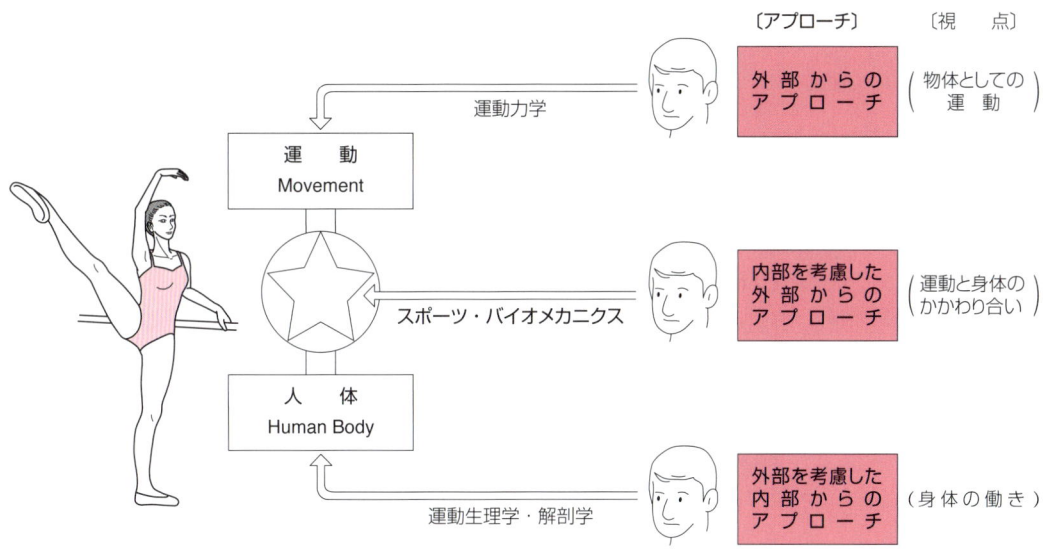

図2　近接領域の視点とアプローチ

補足1　研究の糸口

1. 運動方法の違い，技の巧拙，練習の前と後などから仮説を立ててデータを収集し，数量化して整理する．
2. そのデータが，「速さ」「強さ」「正確さ」「美しさ」などの運動の目的に照らし，どのような関係にあるか（法則性）を明らかにする．
3. 既存の知識を参考にしながら，法則性がどのような原因によるものかを考察する．
4. 新たな知見をクローズアップし，簡潔に要約する．
（新知見を，運動の指導や新たな運動方法の開発などに応用する．）

補足2　学会関係情報

1957年　日本体育学会キネシオロジー専門分科会発足
1973年　国際バイオメカニクス学会発足，以後2年毎に大会が開催されている．
1978年　日本バイオメカニクス学会発足
　　　　（キネシオロジー専門分科会がバイオメカニクス専門分科会と改称）
1983年　国際スポーツバイオメカニクス学会発足

第8回国際バイオメカニクス学会（於名古屋，1981年）の主なテーマ
General Biomechanics（一般バイオメカニクス）
Human Engineering Biomechanics（人間工学・バイオメカニクス）
Medical Biomechanics（医学・バイオメカニクス）
Sports Biomechanics（スポーツ・バイオメカニクス）
Biomechanics of Rehabilitation
（リハビリテーションのバイオメカニクス）
Research Methodology of Biomechanics
（バイオメカニクスの研究方法）

第13回バイオメカニクス学会大会（於オーストラリア・パース市，1992年）の演題分類
Gait Analysis, Sports Biomechanics, Special Populations, Occupational Biomechanics, Muscle Mechanics, EMG and Motor Control, Instrumentation & Method, Computer Modeling, Anthropometry, Orthopedics & Tissues

第36回国際スポーツバイオメカニクス学会（於ニュージーランド・オークランド市，2018年）の演題分類
Swimming, Running, Cycling, Shoes, Gym sports, Motor control, Implement sports, Boat sports, Combat, Football codes, Strength, Muscles, Injury prevention, Rehabilitation, Technology/equipment, Methods, Others

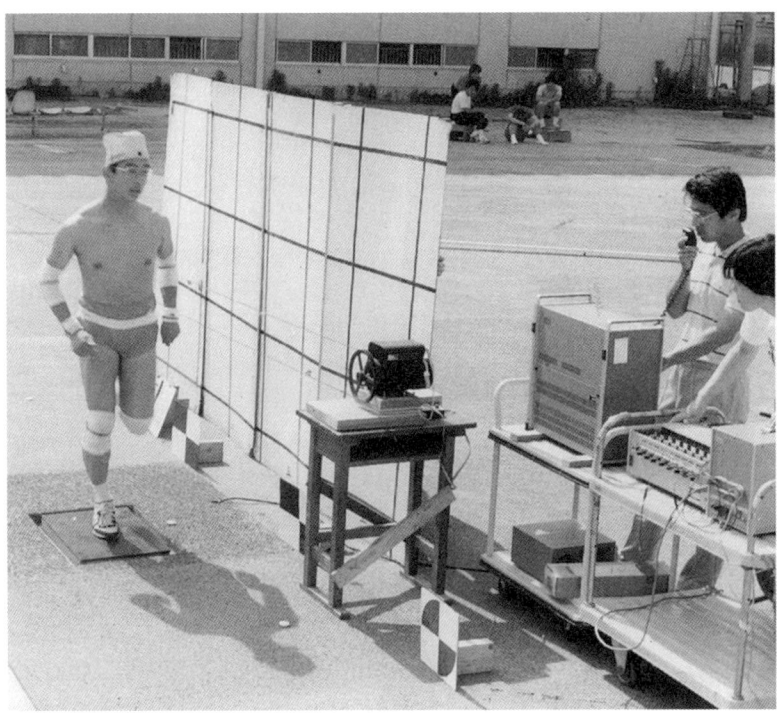

異なる走速度における地面反力の測定

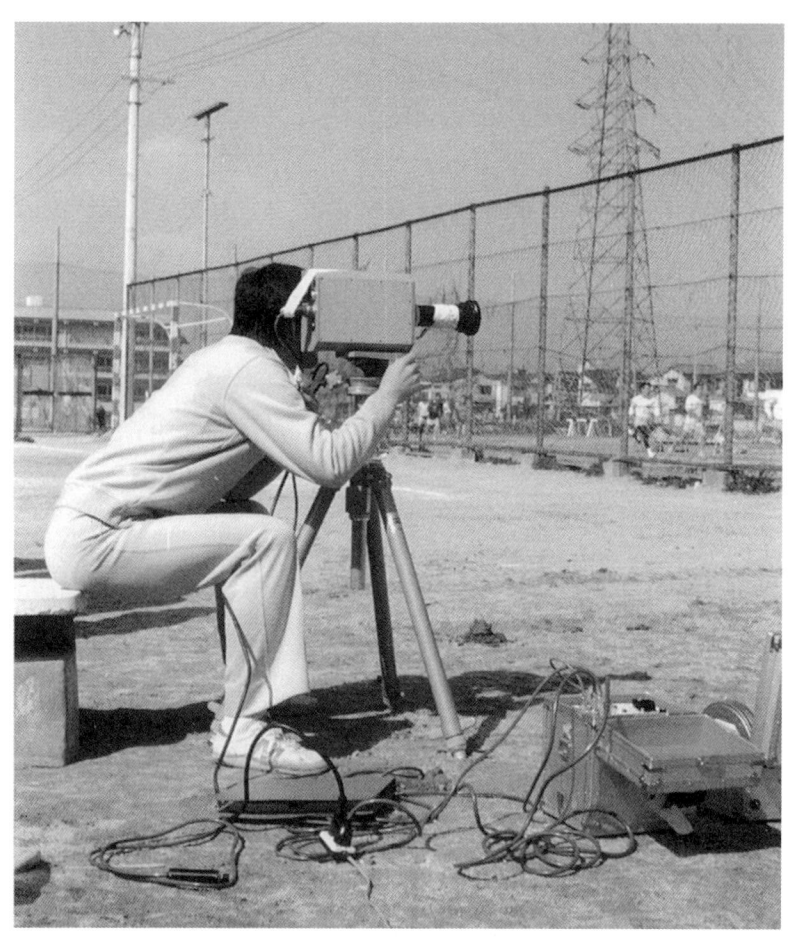

16mmフィルムを用いた走動作の撮影

第Ⅰ章 バイオメカニクスの基礎

1．"エンジン"としての筋

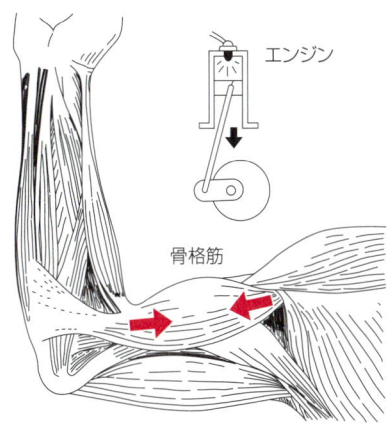

図3　骨格筋とエンジン

筋（muscle）は，化学的エネルギーを消費して力学的エネルギーを生みだす一種の"エンジン"である（Margaria, R.）．
・身体を自動車にたとえれば，骨格筋はまさにエンジンに相当する．
・エンジンはピストンを押す力を生むが，筋はその両端を引く力を生む．すなわち，筋は収縮（短縮）する方向にのみ力を発生するのであって，積極的に伸展しながら力を出すことはない．筋が伸展するのは，腱，筋膜などの弾性や外力（拮抗筋や重力など）によって受動的に引き伸ばされるからである．

1　筋の種類と構造

（1）筋の種類

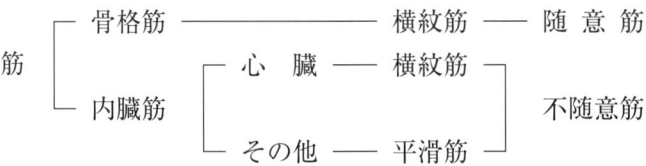

・骨格筋の速筋（FT）線維と遅筋（ST）線維の違いが注目されている！

(2) 筋の構造

骨格筋の微細構造（1950年代以後）

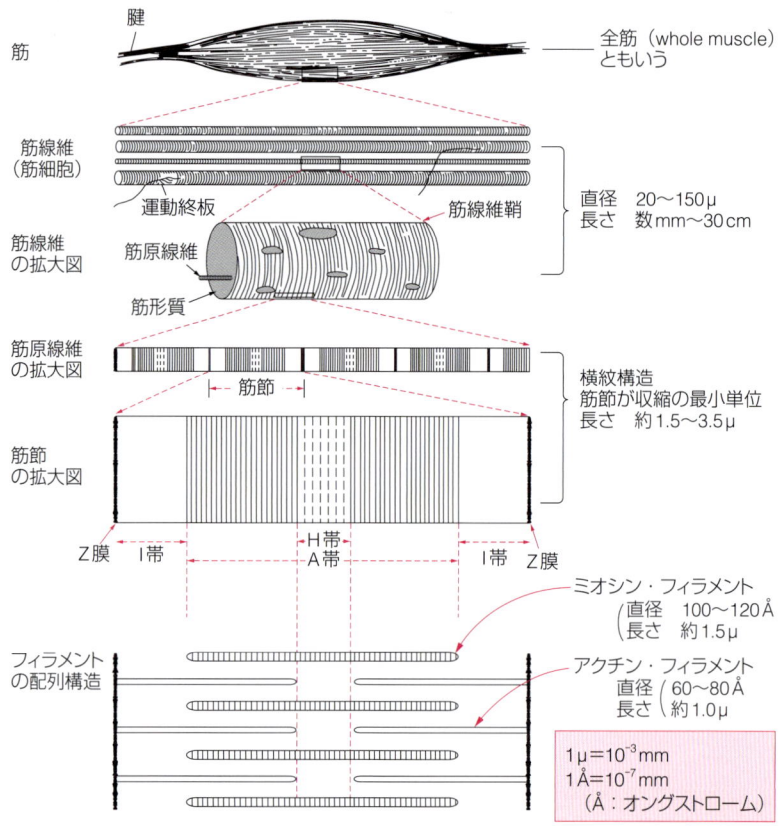

図4 骨格筋の内部構造（Huxley, 1958）

- 両フィラメントの重なった部分を連結橋（クロスブリッジ）という．
- 筋原線維の周囲には，Ca^{2+}を含む筋小胞体があり，管を通して筋線維の外部と連絡している．

2 筋収縮による力の発生

筋収縮のメカニズムは，フィラメント滑走説（filament sliding theory）によって説明できる（Huxley, A.F. と Huxley, H.E.）．

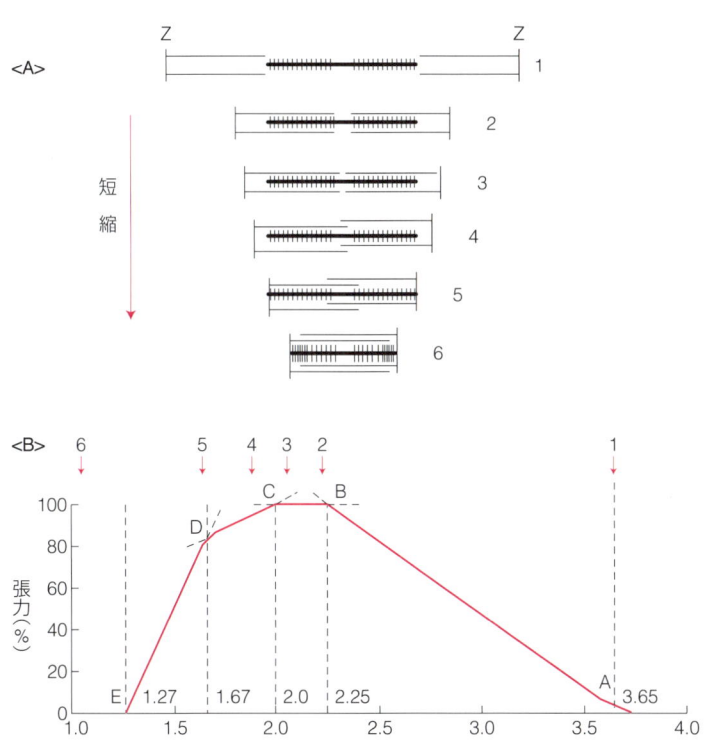

図5 フィラメントの滑走による筋収縮（短縮，A）と，筋節の長さの変化（架橋の重合部の長さ）による張力変化（B）（Gordonら，1966）

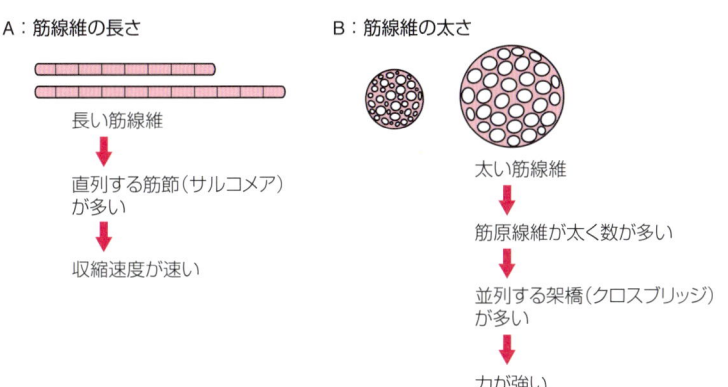

図6 筋線維の長さと太さ（福永，2004）

3 筋収縮の様式

等尺性収縮：筋の長さが変わらない収縮．
- 等尺性筋力：握力，背筋力，肘屈筋力のようないわゆる最大筋力．
- 耐　筋　力：強い外力に抗して辛うじて等尺性を保っているときの最大筋力．

等張性収縮：筋の長さが変わる収縮の総称（等張力は特定の場合）．
- 短縮性収縮：筋力が外力より大きく，筋が短くなる収縮．
- 伸張性収縮：筋力が外力より小さく，筋が強制的に伸ばされる収縮．

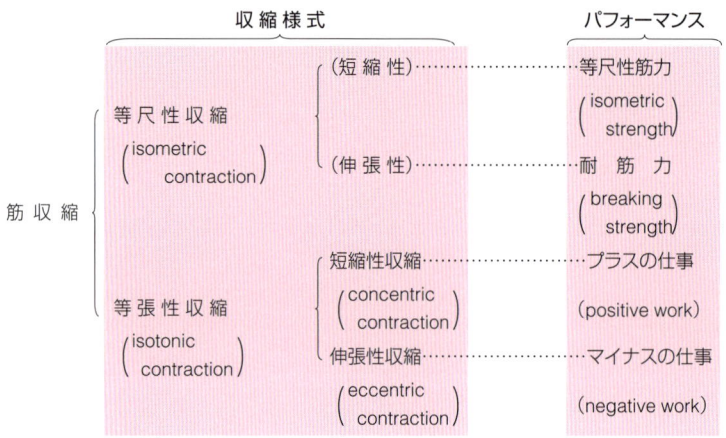

図7　筋の収縮様式とパフォーマンス（金子作図）

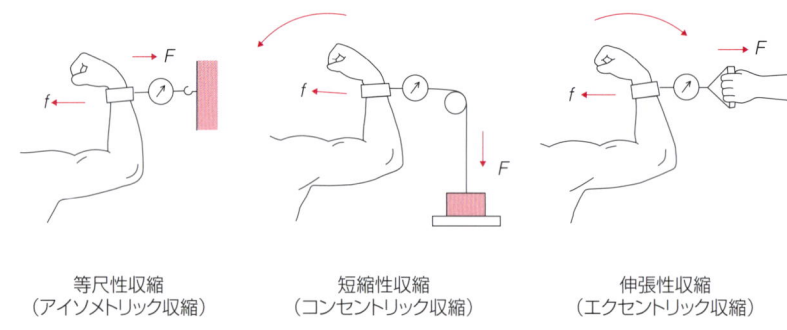

等尺性収縮　　　　　短縮性収縮　　　　　伸張性収縮
（アイソメトリック収縮）（コンセントリック収縮）（エクセントリック収縮）

図8　筋収縮の3様式（金子作図）

［註］等速性収縮（isokinetic contraction）は，等角速度で回転するアイソキネティック・マシンの開発（1965年頃）以降に用いられはじめた用語で，それ以前は等張性収縮の一部に含められていた．

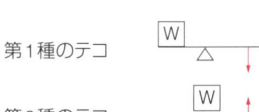

4　筋力とその伝達

骨格筋は，身体の骨組みが想像できるほどピタリと骨格に寄り添って付着し，体幹・体肢を細長く，動きやすい形態にしている．

骨格筋は関節をまたいで骨につき，その収縮する力が関節を支点とした運動を引き起こす．筋の付着は支点となる関節に近く，実際に外部に力を加える手足などの末端からは遠い．このような構造は「力で損をするが，動きで得をする」第3種のテコに分類され（図9），筋・骨格系にはこの種のテコが多い．つまり，筋自体が大きな力を出しても，手足などの末端に作用する力は小さくなる一方で，動きに着目すれば，筋のわずかな短縮が末端の大きな動きを引き起こす．

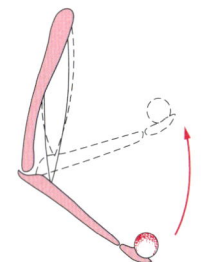

図9　テコの種類（上）と第3種のテコによる動きの拡大（下）

眠りの体操　筋自体が発揮する力は？

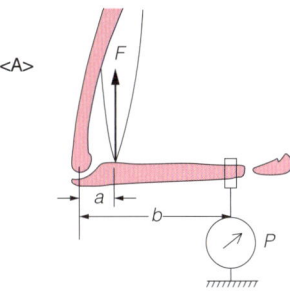

<A>

$P = 300$ N,　$a = 4$ cm,　$b = 20$ cm

<A> 釣り合い状態のため，力のモーメント（$F \cdot a$ と $P \cdot b$）が等しい．

$$F \cdot a = P \cdot b$$

$$F = \frac{b}{a} \cdot P = \frac{20}{4} \cdot 300 = 1,500 \text{ N}\ !$$

（約 150 kgf）

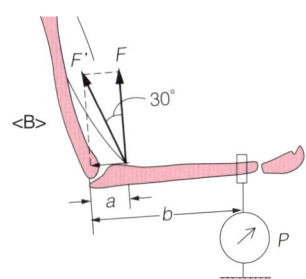

<B>

<B> $F = 1,500$ N とする．

$$F' = \frac{F}{\cos 30°} = \frac{1,500}{0.866} \fallingdotseq 1,730 \text{ N}$$

（$\cos 30°$ の真数 = 0.866）

図10　関節のテコと筋力

1 kgf ≒ 10 N．N（ニュートン）は kgf の約 10 倍！

5 筋収縮の力-速度-パワー

最大刺激で筋を収縮させると，荷重が重ければ大きな力が発揮されるが収縮速度は小さい．逆に負荷が軽ければ収縮速度は大きくなるが発揮される力は小さい．

このような法則性を力-速度関係という（図11）．

- 力と速度を掛け合わせたものをパワーという．力-速度関係に付随して，力-パワー関係を考えることができる（図12の一点鎖線）．

（「馬力」は英国流のパワーの単位）

$$パワー = \frac{仕事}{時間} = \frac{力 \times 距離}{時間} = 力 \times \frac{距離}{時間} = 力 \times 速度$$

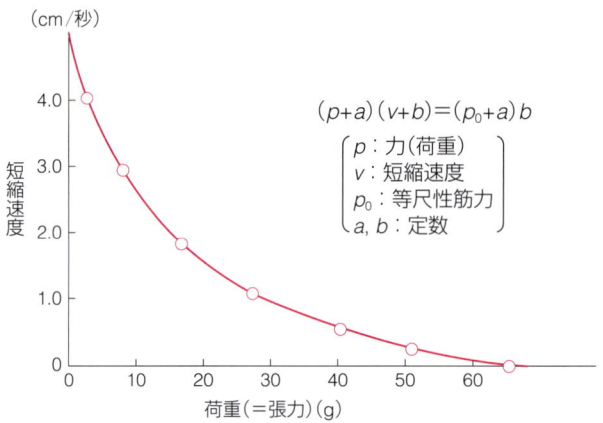

図11 摘出筋における力-速度関係（Hill，1938）
この実験から，筋収縮の特性を示す力-速度関係式（ヒルの特性式）が導かれた．

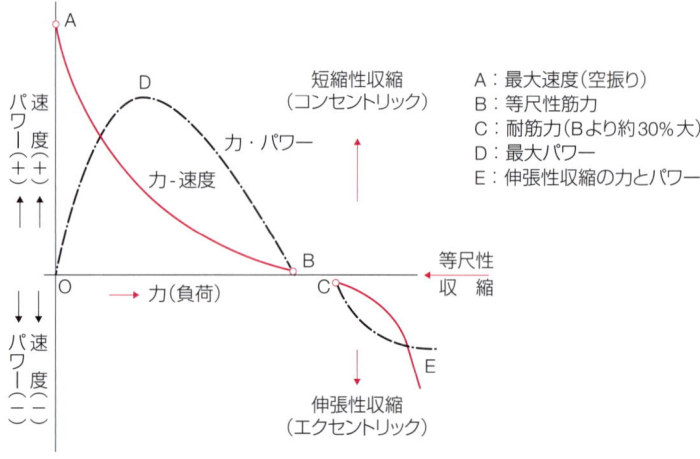

図12 力-速度関係（実線）と力-パワー関係（一点鎖線）（金子作図）

2．エネルギー供給

エンジンの活動にはガソリンが必要なように，筋の活動にもエネルギーが必要である．筋収縮の直接的エネルギー源はアデノシン3リン酸（ATP）であり，リン酸化合物やグリコーゲン，脂肪などのエネルギー源はATP再合成のためのものである．

1　エネルギー供給のメカニズム

エネルギー供給過程

```
┌ 無酸素的過程（anaerobic process）
│   ┌ 非乳酸性機構……リン酸化合物の分解
│   └ 乳酸性機構………グリコーゲンの分解（乳酸生成）
└ 有酸素的過程（aerobic process）…グリコーゲンと脂肪の分解
                              （水と二酸化炭素生成）
```

┌ 短距離走的運動：非乳酸性機構が中心
│ 中距離走的運動：乳酸性機構が応援
└ 長距離走的運動：有酸素的過程が応援

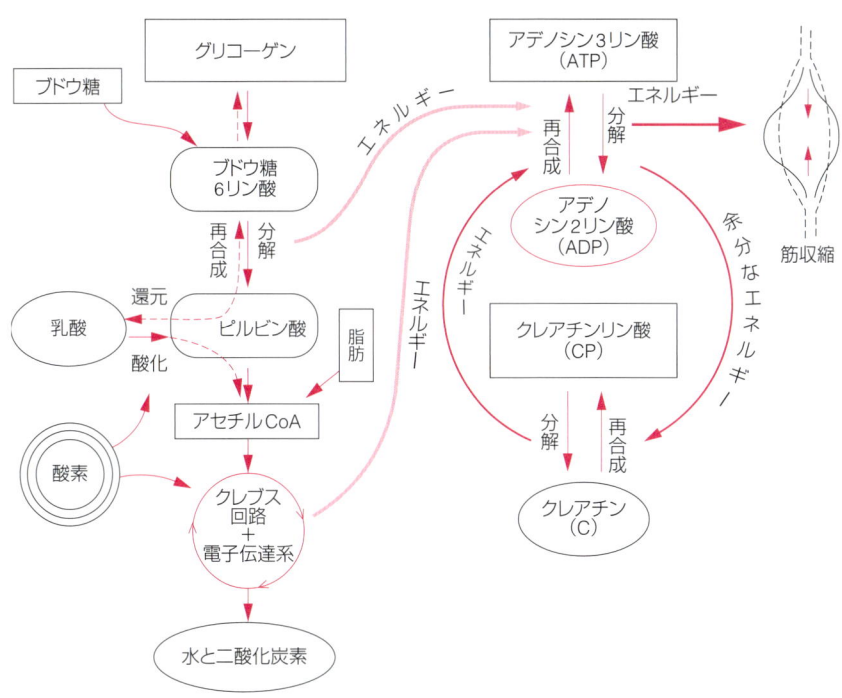

図13　エネルギー供給機構（金子作図）

2 エネルギー供給の限界

各エネルギー供給過程で容量と供給速度に限界がある（図14，15）．

- ATP-CPの反応は速いけれども容量が少ない．容量100 cal/kgで供給の速さが13 cal/kg/秒なので，約8秒（100/13）しか持続できない．
- グリコーゲン→乳酸の反応は乳酸が多くなると止まる．乳酸は酸素が与えられると15％が完全分解，85％がグリコーゲンに再合成される．容量230 cal/kgで供給の速さが7 cal/kg/秒なので，約33秒（230/7）持続する．
- ［グリコーゲン→水と二酸化炭素］の反応は，酸素が十分なら容量が無限大だが，供給速度が遅い．
- エネルギー供給速度に限界があるため，持続時間の長い持久的な運動ほどパワーが小さくなる（図16）．

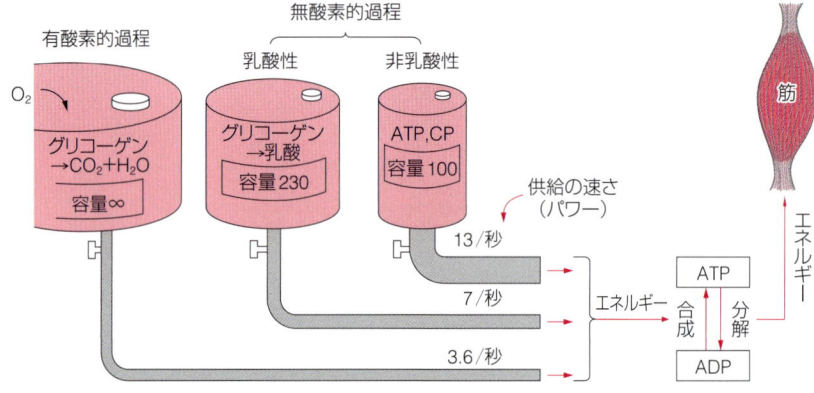

図14 エネルギーの容量（cal/kg）と供給速度（cal/kg/秒）の限界
Margaria（1978）のデータより金子作図．

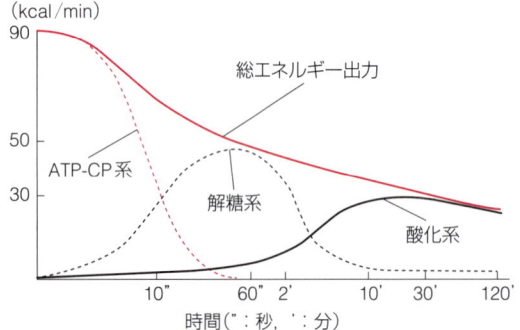

図15 人の骨格筋における総エネルギー出力に対するエネルギー供給機構の貢献
（Howaldら，1978より改変）

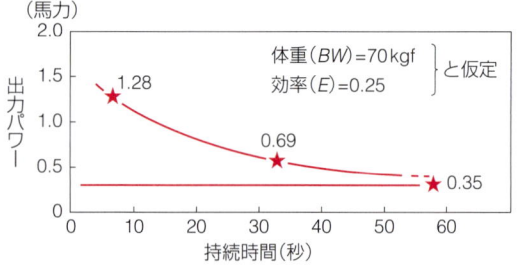

図16 運動の持続限界時間と出力パワー（金子，1988）
図14をもとに推定した図である．なお，1馬力は745ワット（W）である．

《話題》
人力飛行でドーバー海峡横断！
1979年6月，米国のアレン君は自転車をこいでプロペラを回し，2時間50分で35 kmの海峡横断．このときの平均パワーは0.35馬力だった．

3．運動の指令と調節機構

いろいろな動作を，巧みで合理的なものにするには，複雑で巧妙きわまりない神経の働きが必要である．

・自動車で神経に似た働きをするものは何だろう？
　ハンドル，
　アクセル，
　スピードメーター，
　バックミラー，
　………？

しかし，判断・認知・意志・意欲・企画などを行う脳の働きは，自動車にない．

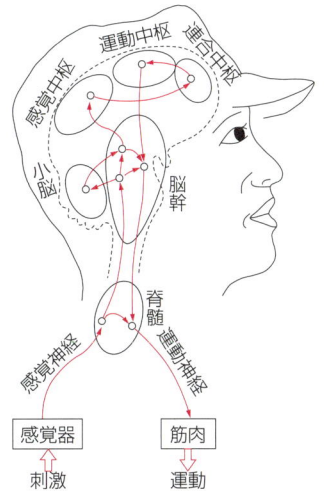

図17 運動を調節する神経の回路（金子作図）

1　神経系の構成

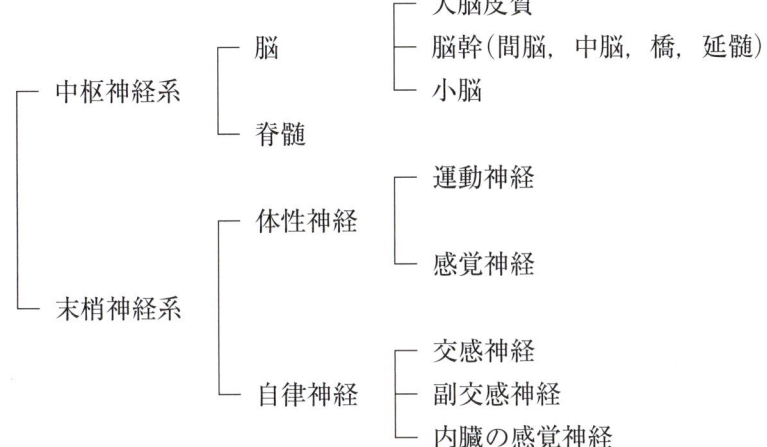

> **随意運動**：大脳皮質の働きにより，意識して行う運動（大脳皮質の運動野から下行する遠心性脊髄路が関与）．
> **不随意運動（反射）**：主として脳幹以下（小脳・脊髄など）の中枢により，無意識に行う運動（脳幹・小脳から下行する遠心性脊髄路が主として関与）．

2 反射による調節

生得的な反射（例）
（1）屈曲反射：画鋲を踏んだときに足を引っ込める（図18）．
（2）伸張反射：伸張された筋が収縮する（図19）．
（3）迷路反射：三半規管…回転を感知
　　　　　　　　前庭器……前後動を感知（加速時に有毛細胞がなびく）

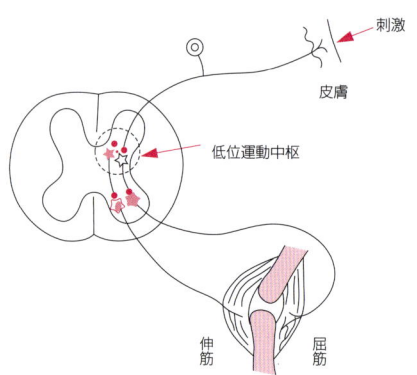

図18 屈曲反射の回路（伊藤，1976）
脊髄内の介在ニューロンが伸筋の活動を抑制する．

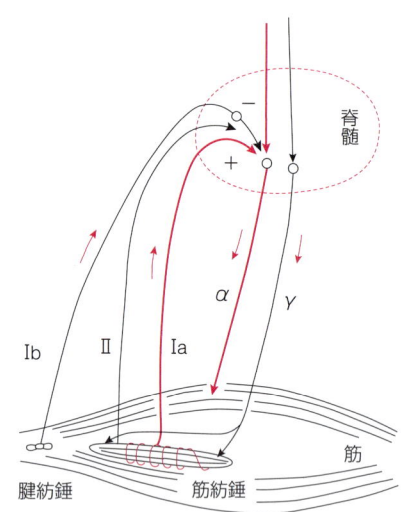

図19 筋紡錘とアルファ（α）・ガンマ（γ）系（Granit，1972以後）
筋紡錘が伸張を感知．αは筋収縮，γは筋紡錘を縮めて感度をよくしておく役割がある．

(4) 緊張性頚反射:(図20).
　　頚を前屈……上肢・下肢・腰が屈曲
　　頚を後屈……上肢・下肢・腰が伸展
　　頚を回旋……回旋した側の上肢・下肢が伸展，他側は屈曲
(5) 相反神経支配:拮抗筋による屈伸運動(タッピング,ステッピング).

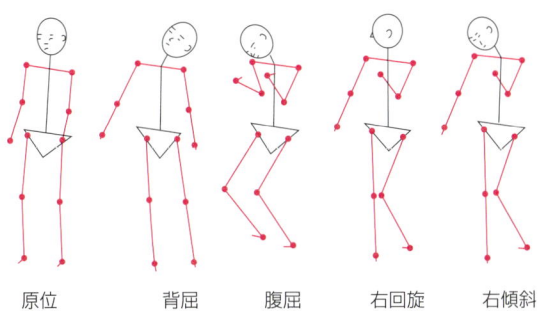

原位　　　背屈　　　腹屈　　　右回旋　　　右傾斜

図20　頚反射による姿勢の変化（時実，1967）

3　意志による調節と反射化
◆ 習熟過程

新しい運動技術を学ぶとき，最初は意識して練習するが，やがて無意識に運動ができるようになる．これを動作の反射化（自動化，脊髄化）という．その原因は，練習の繰り返しによって，脳内に運動のプログラムが形成されるからで，運動経験を積むと，それらのプログラム（無意識に登録・記憶されている運動パターン）をもとに，つぎの運動の予測能力も高まる．

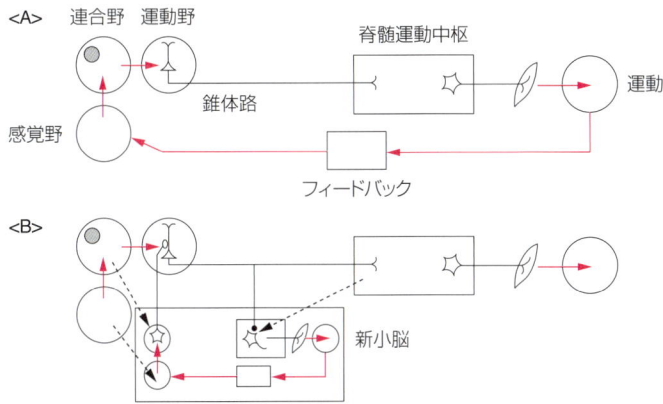

図21　練習前の随意調節（A）と練習後の調節回路（B：小脳にプログラム）
　　　（伊藤，1976）

4．からだの構造と運動

ゴリラと比較してからだの構造を考えてみよう．

1　骨格系

人体には 200 余個の骨がある．主な骨名を復習しよう．

人類は直立して二足歩行をするようになった（人類の成立）．
・前肢と後肢が分化し，上肢は体重を支えることから解放された．
・脳の発達とともに，手指が発達（手は外部の脳である＝カントの言葉）
・下肢は体支持と移動運動に専念（自動車の車輪）．
・頭の重心は身体の重心のほぼ真上，その重心線が骨盤を通る．

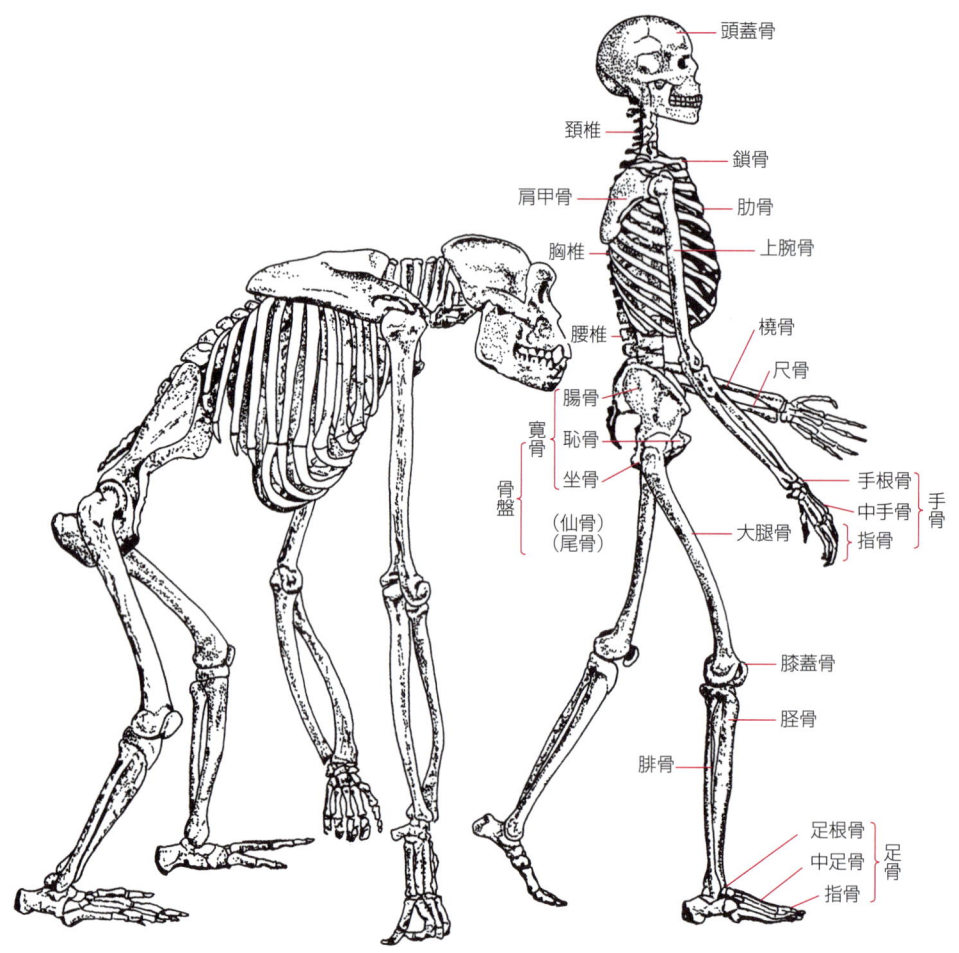

図22　ヒトとゴリラの骨格（Napier，1967）

（1）直立に伴う骨と骨格の変化（ヒトの特徴）

- 脊柱はS字状の"柱"（スプリング）で，下方ほど太くて頑丈（図23）．ゴリラでは"梁（はり）"（上から吊す）．
- 相対的に，脳頭蓋が大きく，顎が小さい．
- 相対的に，肩甲骨が小さく，骨盤が大きい（ヒトの骨盤幅が広く頑丈）．
- 胸郭は左右（幅）が広い（ゴリラは前後に長い）．
- 相対的に，上肢が短く，下肢が長い．

（2）関 節

- 骨と骨の可動結合のこと．
- 骨の連結には不動結合もあるが，多くは可動．
- すべての身体運動は関節運動に始まる．関節の重要性は，それが障害で動かなくなったことを想像すればよくわかる．
- 関節は一般に図24のような構造をし，滑液によって小さい摩擦で動ける仕組みをもつ．

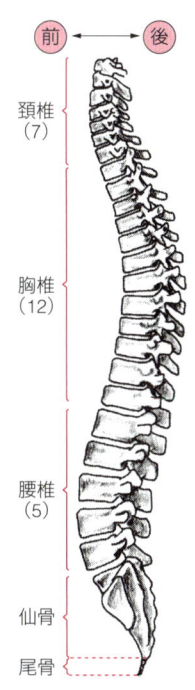

図23 脊柱の構造

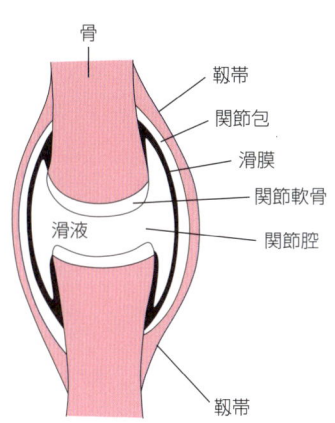

図24 関節の一般構造

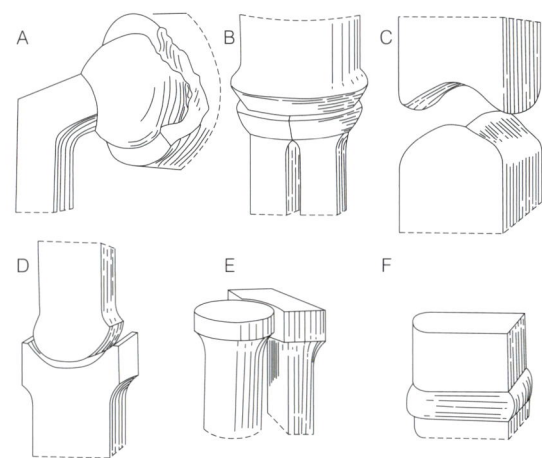

図25 さまざまな関節構造（木村，1969）
A：球関節（肩関節，股関節）
B：楕円関節（橈骨手根関節，環椎後頭関節）
C：鞍関節（手根中手関節，足根中足関節）
D：蝶番関節（指関節，腕尺関節，膝関節）
E：車軸関節（橈尺関節）
F：平面関節（椎間関節）

(3) 上肢と下肢の関節

身体運動において，上肢の関節（肩・肘・手）と下肢の関節（股・膝・足）はとくに重要．

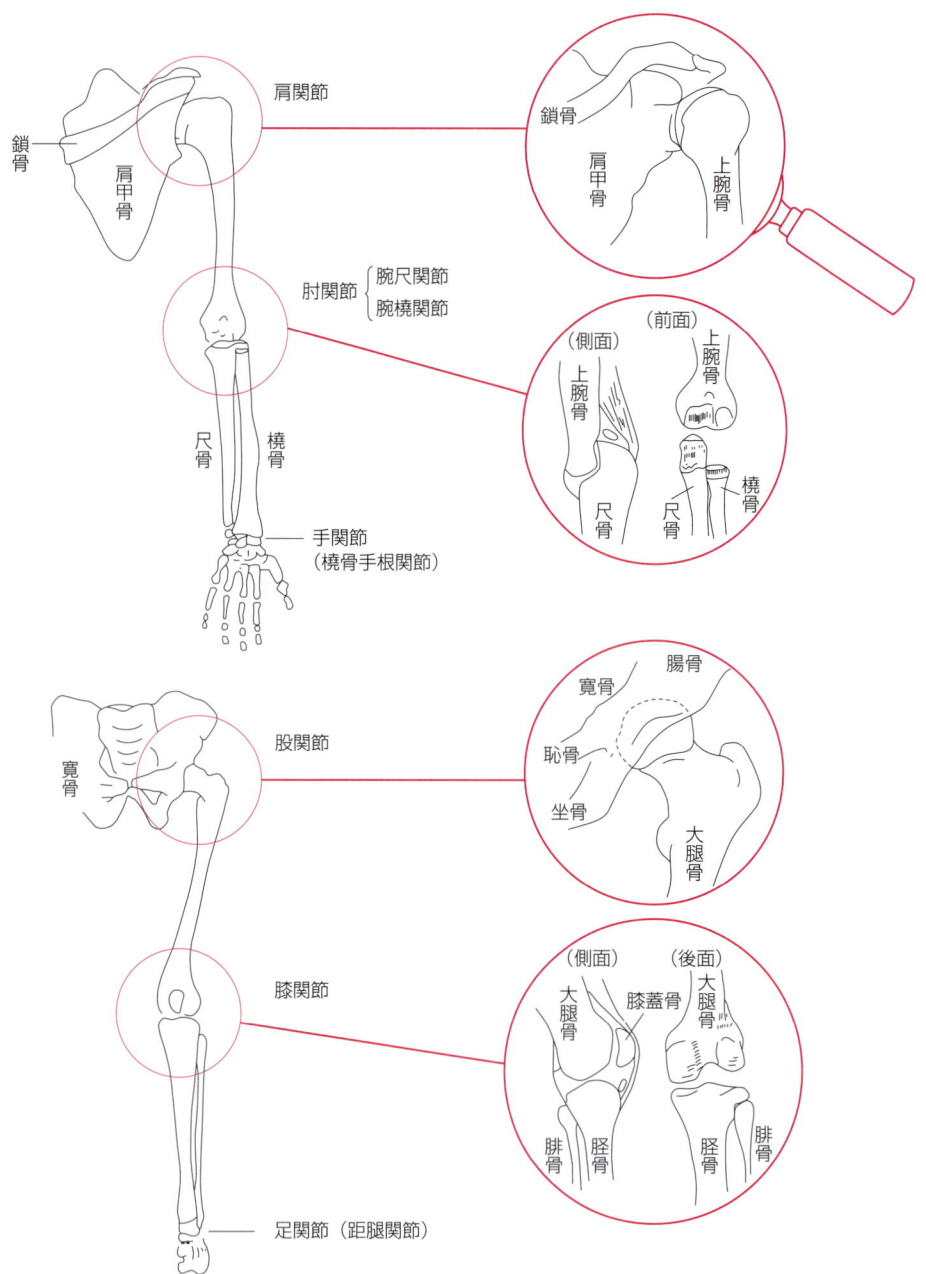

図26 肩関節，肘関節，股関節，膝関節，足関節（高木，1960より改変）

◆ 手の指は複雑で大きな運動が可能．足の足根骨はアーチ形に固く結合し，支えるのに適している．

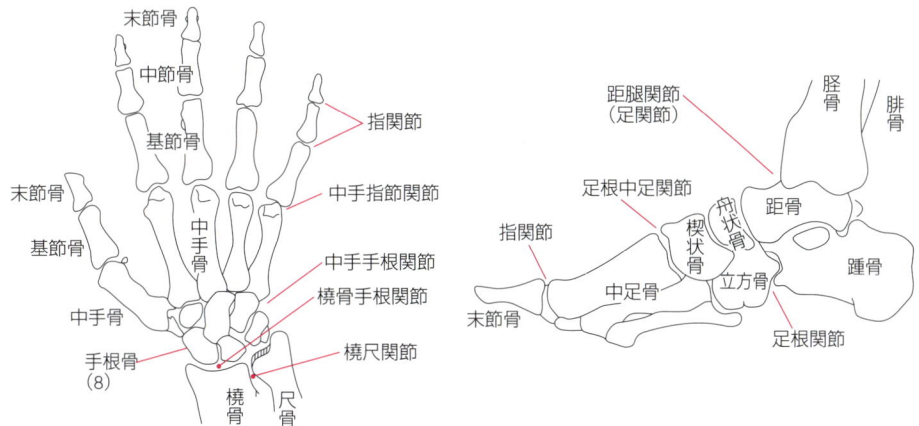

図27 手と足の関節

体部 ─ 体幹（頭・頚・胸・腹）
　　 └ 体肢（上肢・下肢）
（胸＋腹）＝胴ともいう．背も俗称である．

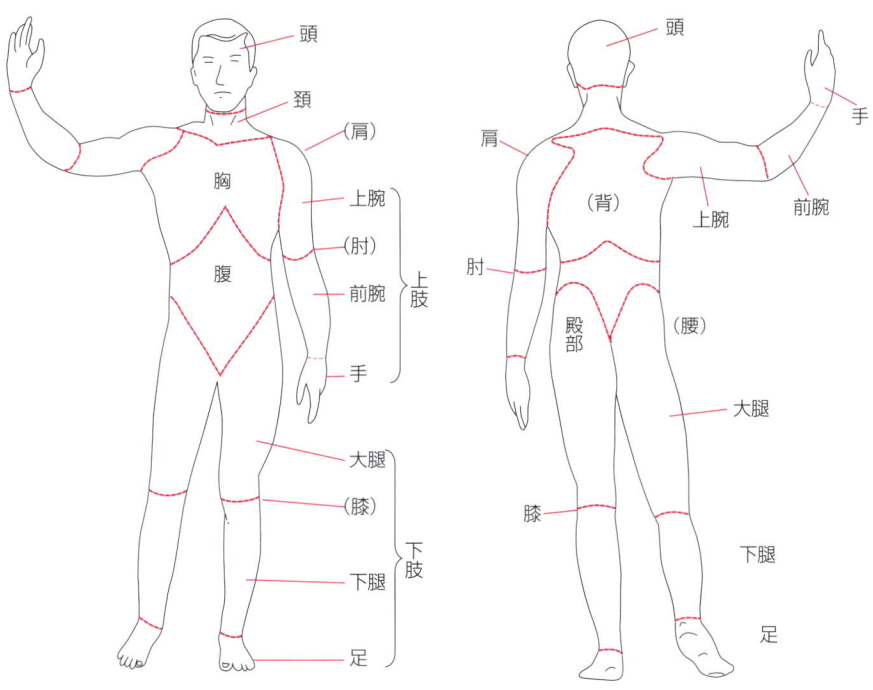

図28 身体の区分と部位（藤田，1970）

2 筋 系

- 人体には約650個の筋がある．主な表在筋の筋名を復習しよう．友人を裸にして観察するとよい．どこに力を入れたらどの筋がふくらむか．
- 筋名には，作用を意味するもの（屈筋・伸筋）と外形と部位を意味するもの（三角筋・上腕二頭筋など）が多い．

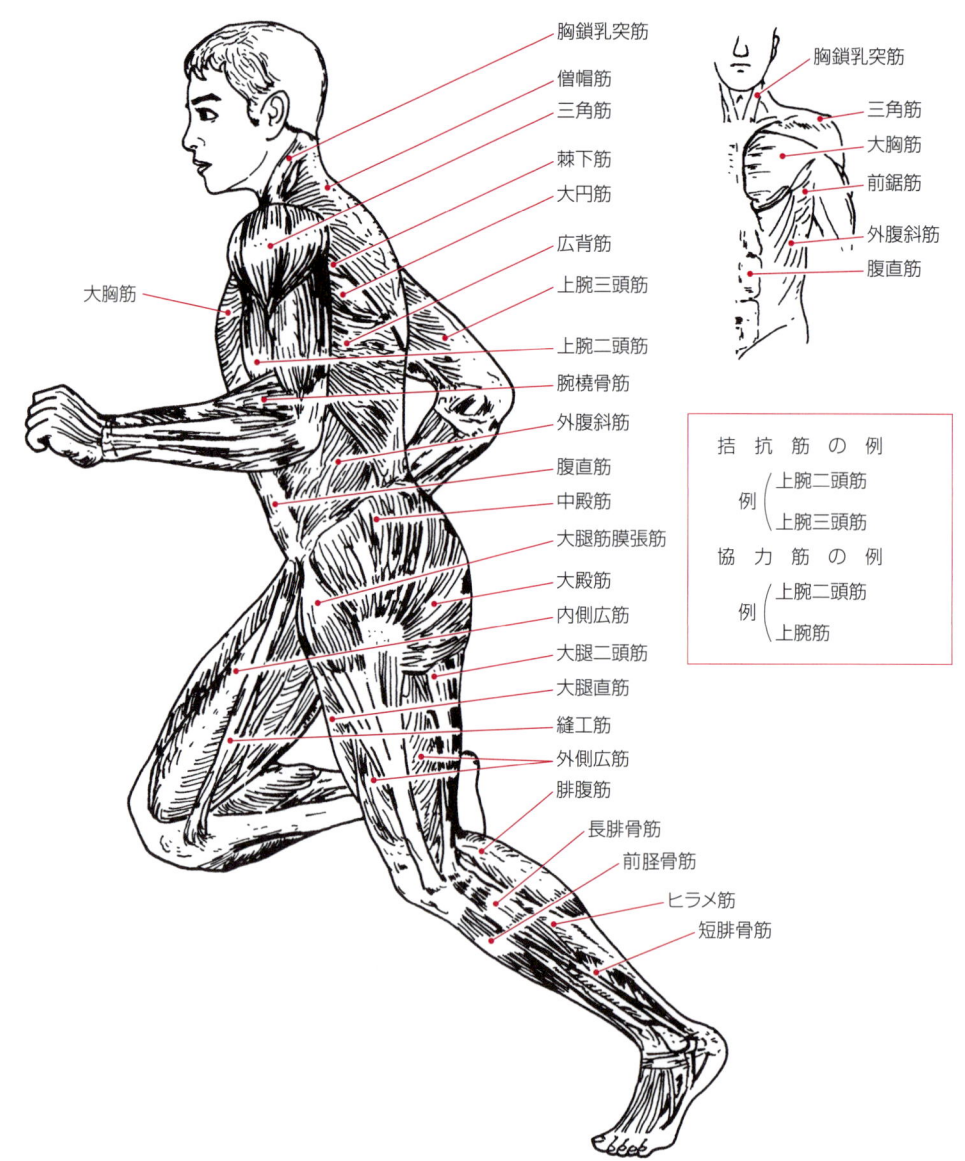

図29 人体の筋（表在筋）（高木，1975）

◆ 筋の付着と走行から関節運動を考えてみよう．

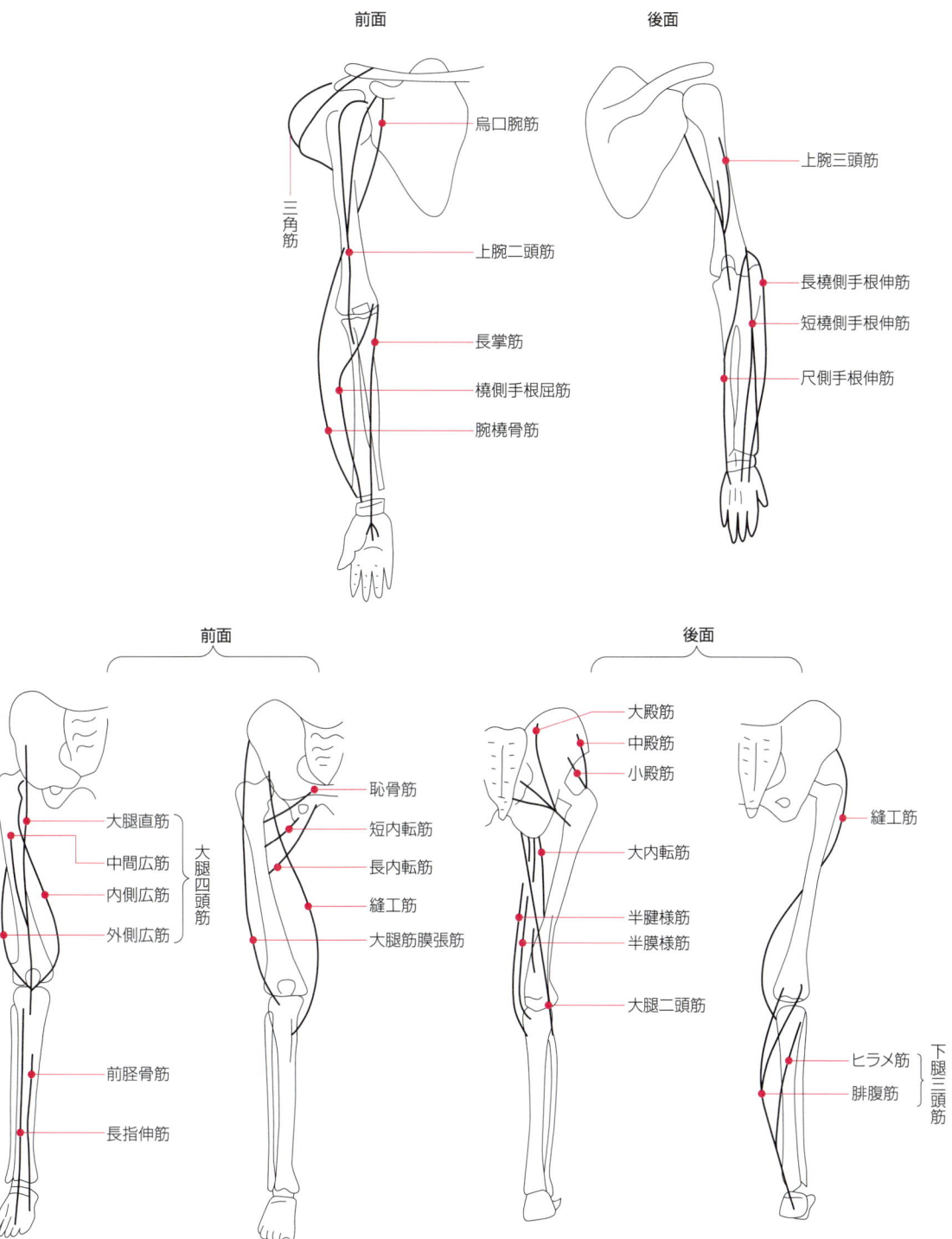

図30 上肢と下肢の筋名と付着部位（高木，1960より改変）

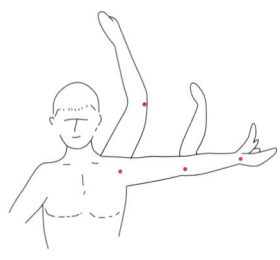

［補　遺］
筋には2つまたはそれ以上の関節をまたぐものも少なくない——作用に注意！

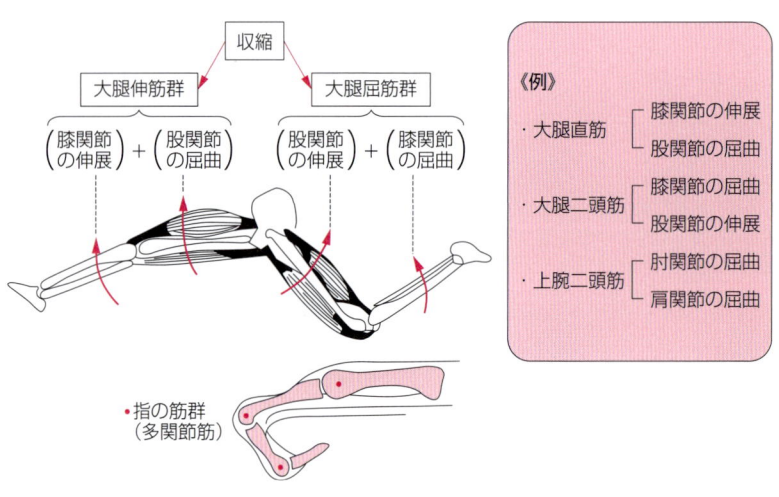

図31　二関節筋の作用

3　からだの軸（面）と関節運動

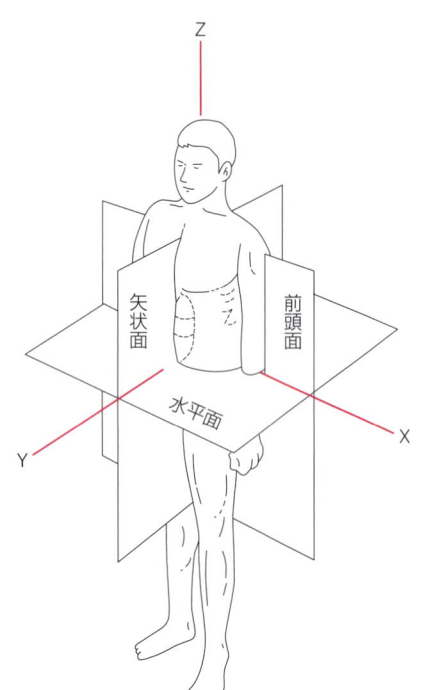

矢状面 Sagittal Plane：
　身体を前後に貫く線で鉛直に切った縦断面．無数にある（図32のように中央にあるものをとくに正中面という）．

前頭面 Frontal Plane：
　矢状面に垂直な縦断面（前額面ともいう）．無数にある．

水平面 Horizontal Plane：
　直立位で地面に並行する横断面（横断面 Transverse Plane ともいう）．無数にある．

図32　からだの軸と断面（Kelley, 1971）

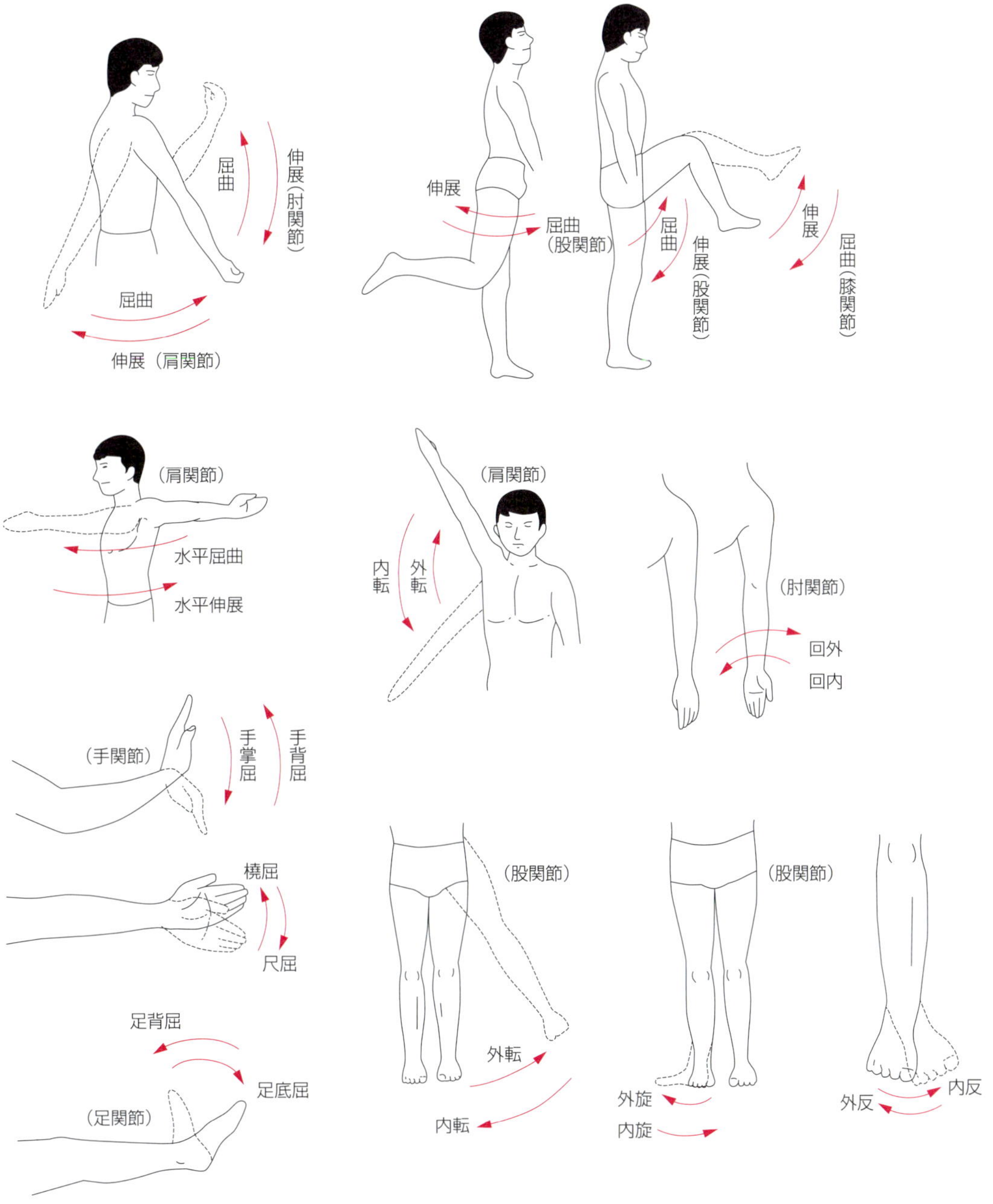

図33 種々の関節運動（金子作図）

5．運動と力学の法則

身体も物体であるから，他の物体と同じように，運動するときは力学の法則に従う．

1　運動の3法則（ニュートンの法則）

第1法則：すべての物体は，それに外力が作用しない限り，元の状態をつづける（慣性の法則）

物体には慣性（惰性）があり，外力が作用しなければ，静止状態を続けるか，一直線上を一様に動き続ける（動かそうとしたり，動きを変えようとすると抵抗する）．

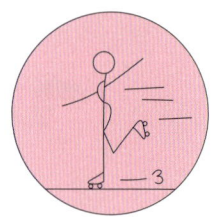

第2法則：運動の変化は，加えられた力に比例し，力が加えられた直線の方向に向かって起こる（加速度の法則）

運動の方向や速度が変わる（加速・減速）のは，外部から何らかの力が作用するからである．この状態変化を起こす原因を力（force）と呼ぶ．

　　力（F）＝質量（m）×加速度（a）
　　（運動方程式）

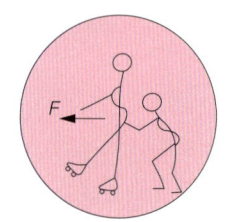

第3法則：すべての作用には，つねに同じ大きさの反作用が逆方向に生ずる（作用・反作用の法則）

作用（action）←→反作用（reaction）は大きさが等しく方向が正反対．

1,000 N の力で壁に当たれば，1,000 N の力で反対にはね飛ばされる．

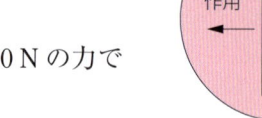

2　質量と重量

・物体に固有の「質量」は，慣性の大きさを量的に表したもの．
・質量のある物体はすべて引力を発揮し（万有引力の法則），2つの物体間の引力の大きさはその2つの物体の質量と物体間の距離によって決まる．
・地球上における重力とは，地球とある物体にかかる引力のことであり，これが地球上における重量となる．地球の質量と半径（物体と地球中心の距離）から，1kgの質量の物体で重量（重力の大きさ）は9.8Nとなる．また，重力による加速度（9.8 m/s²）を重力加速度といい，gで表す．

$$W(重量) = m(質量) \times g(重力加速度)$$
$$(N) \quad\quad (kg) \quad\quad (m/s^2)$$

 質量 1kg
$g \Downarrow$
重力 9.8N

● 質量1kgの物体にはたらく重力は9.8N（ニュートン）

3　国際単位系（SI）

1992年に長さや重さなどの単位を定める計量法が，国際単位系（SI）への統一を目的として改訂された（計量行政審議会の答申を受けて旧通産省が決定．詳細は本書付録を参照）．

表1　変更になる主な計量単位（旧通産省，1992年8月2日，新聞発表）

	従来の単位	新単位	換算率（従来の1単位につき）	猶予
力の大きさ	重量キログラム	ニュートン（N）	約9.8ニュートン	7年
圧　　力	重量キログラム毎平方センチメートル	パスカル（Pa）	約98キロパスカル	
長　　さ	ミクロン	メートル（m）	1マイクロメートル	5年
熱　　量	カロリー	ジュール（J）	約4.2ジュール	7年

（ただし，栄養に関する計量単位のカロリーは，従来のまま存続）

＜具体例＞

「体重が60キロ（kgf）」の場合，国際単位系（SI）では「身体質量が60 kg」と表現し，体重は力であるから単位は「ニュートン（N）」が正しい．

すなわち，体重は身体質量が落下しようとする力の大きさである．

$$体重(W) = 身体質量(m) \times 重力の加速度(g)$$
$$= 60 \text{ kgf} \times 9.8 = 588 \text{ N（ニュートン）}$$

4 物理量の分類：ベクトルとスカラー

物理量 ┌ ベクトル：大きさと方向をもつ（例：力，速度，加速度）
　　　 └ スカラー：大きさだけで方向がない
　　　　　　　　　（例：質量，時間，エネルギー）

ベクトルは矢の長さで大きさを，矢印で方向を表し，平行四辺形の定理によって合成・分解することができる．

力の三要素
1. 大きさ
2. 方　向
3. 作用点

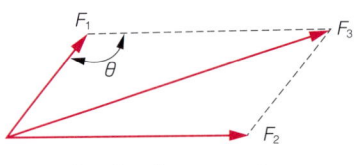

$F_3{}^2 = F_1{}^2 + F_2{}^2 - 2F_1F_2\cos\theta$

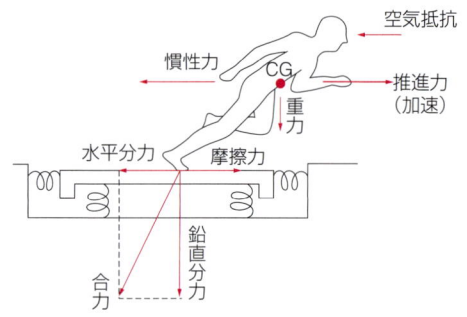

図34　種々の力と作用

5 運動量と力積

「運動量の変化は力積に等しい」（法則）

$$\boxed{mV - mV_o} = \boxed{Ft} \quad \cdots\cdots\cdots\cdots (1)$$

・図35のように，最後の運動量がゼロ（$mV=0$）の場合は，
　$0 - mV_o = Ft$

$$\boxed{F = \frac{-mV_o}{t}} \quad \cdots\cdots\cdots\cdots (2)$$

・同一人が同じ高さから落下する場合は，運動量（mV_o）が一定．したがって，着地の衝撃（F）は力の作用時間に反比例．
・脚のクッションを使って時間（t）を長くすればショックが小さい！

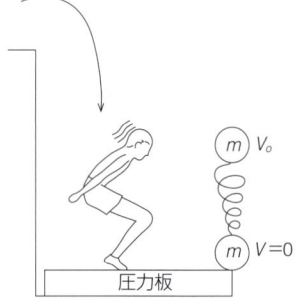

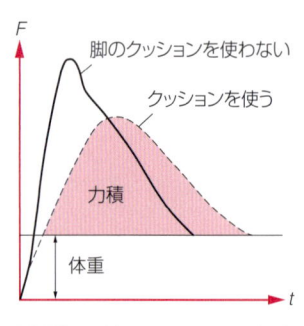

図35　着地時の運動量と力積
（クッションの効果）

6　力学的エネルギーと仕事

・力学的エネルギーとは仕事をすることのできる能力を表す量.
・何らかの変化を生じているものには必ずエネルギーが介在している.
ある方向に力（F）が働いて，物体（m）をある距離（s）動かしたら，その力はFsの仕事をしたといい，この仕事は，力学的エネルギー（E）の変化に等しい（右図）.
・エネルギーは変換される性質をもつ.

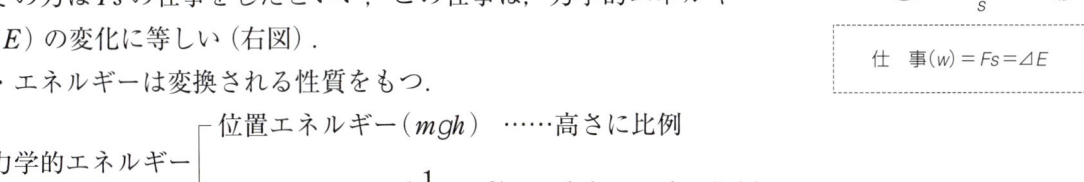

仕　事(w) = $Fs = \Delta E$

力学的エネルギー ┌ 位置エネルギー（mgh）　……高さに比例
　　　　　　　　 └ 運動エネルギー（$\frac{1}{2}mV^2$）…速度の2乗に比例

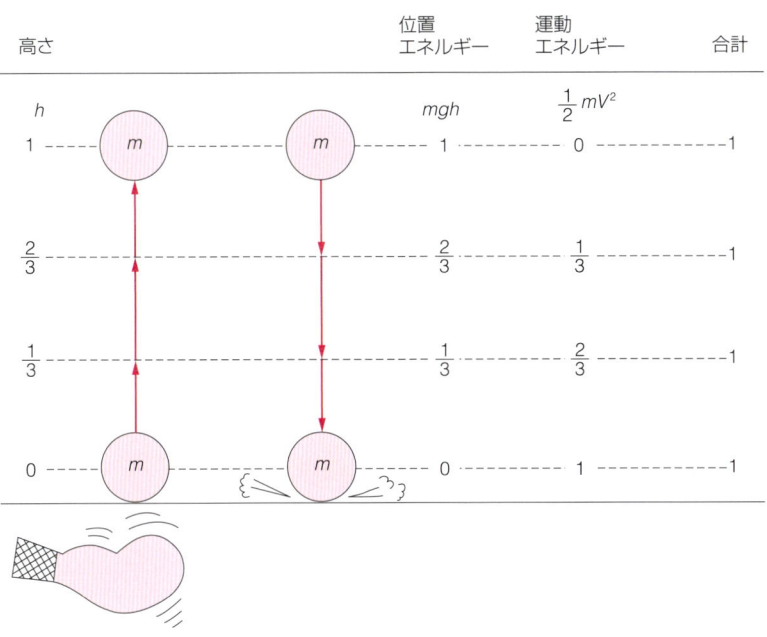

図36　力学的エネルギーの保存

＜上昇＞：パンチで物体（m）にVの速度を与える．mは$\frac{1}{2}mV^2$の運動エネルギーを使ってhの高さに上り，mghの位置エネルギーを得る．

＜下降＞：mはmghのエネルギーを消耗しながら落下し，Vの速度すなわち$\frac{1}{2}mV^2$の運動エネルギーを得る．

運動エネルギーと位置エネルギーは，相互に移動するだけで両者の和は変わらない（図36）．

$$mgh - \frac{1}{2}mV^2 = 0 \qquad mgh = \frac{1}{2}mV^2$$

7 並進運動と回転運動

運動においては並進運動と回転運動，それらが組み合わさった一般運動がある．一般運動において，並進運動と回転運動は別々に分けて考えることができる．

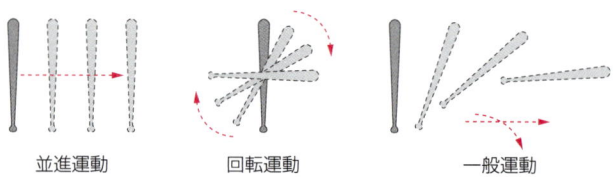

並進運動　　　回転運動　　　　一般運動

先にみた運動の法則は，回転運動においてもよく対応している．

表2 並進運動と回転運動の関係（小林，1960）

	並進運動		回転運動	
動かすもの	力	f	回転力	T
動かされる量	質量	m	慣性モーメント	I
速さ	速度	V	角速度	ω
速くなる量	加速度	a	角加速度	β
動く量	運動量	mV	角運動量	$I\omega$
運動のエネルギー	$\frac{1}{2}mV^2$		$\frac{1}{2}I\omega^2$	

一般的に角度は度（°）で表すことが多いが，計算式の中の角度はラジアン（rad）を単位とするので，角速度は（rad/s），角加速度は（rad/s²）の単位を用いる．

- 並進運動 … $f = ma$ 　　$mV - mV_o = Ft$
- 回転運動 … $T = I\beta$ 　　$I\omega - I\omega_o = Tt$

(1) 回転力（モーメント・トルク）

並進運動の力（f）に相当するものが，回転運動の回転力（モーメント・トルク，T）である．

この回転力は，力とモーメントアームの積で決まる．

> 回転力（T）＝力（f）×モーメントアーム（d）

ここで「モーメントアーム」とは，力の作用線と直交する回転軸からの線（垂線）の長さ（d）のことである（図37）．

図37 O点を軸に回転する物体の回転力（fd）

- O 点を軸とした下方への回転力（$W \cdot OP$）が働いている．
- これを f_1 または f_2 の力で支えるときの回転力はそれぞれ $f_1 d_1$，$f_2 d_2$ である．

$$W \cdot \overline{OP} = f_1 d_1 = f_2 d_2$$

- W を吊す力（f_1，f_2）の大きさは異なっても，回転力は等しいことに注意．

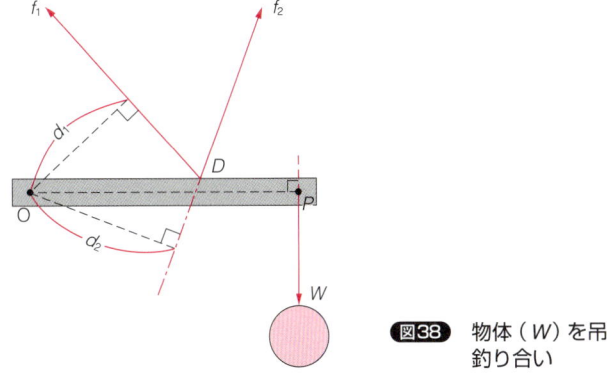

図38　物体（W）を吊す釣り合い

（2）慣性モーメント

力を加えて物体を動かそうとすると，一般に，重いものほど動かしにくい．この動かしにくさ（動かしやすさ）の度合いが，並進運動では質量（m）によって，回転運動では慣性モーメントによって，それぞれ変化する．

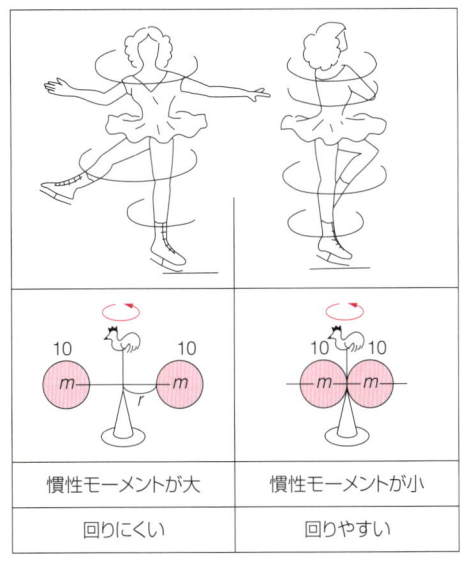

図39　慣性モーメントと回転の難易（金子作図）

慣性モーメント（moment of inertia）とは，物体の質点（小さなかたまり）と回転軸からのその質点までの距離の2乗を掛け合わせたものを，全体について加えたもの．すなわち，質量が回転軸のまわりにどのように分布しているかによって変わる回転運動の慣性量である．

$$慣性モーメント(I) = m_1r_1^2 + m_2r_2^2 + \cdots m_nr_n^2 = \Sigma mr^2$$

（m は質量，r は回転軸から質点までの距離）

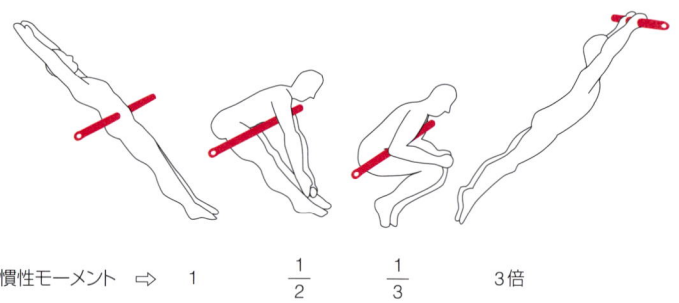

慣性モーメント　⇒　1　　$\frac{1}{2}$　　$\frac{1}{3}$　　3倍

図40 身体の姿勢，回転軸による慣性モーメントの大きさ（Wirhed, 1986）

◆ **慣性モーメントを小さくする例**
①体操や水泳飛込みで，膝をかかえこんだ姿勢をとる．
②鉄棒車輪で脚を鉄棒に近づける．
③ランニングで，振り出し脚を折りたたむ．
④バッティングでバットを短く持つ．

図41の＜A＞と＜B＞の質量（m）は同じだが，＜B＞の方が回転軸から重心までの距離（r）が小さいため，慣性モーメントが小さく回転しやすい．

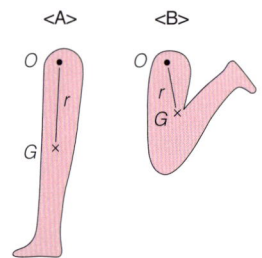

図41 膝屈曲による慣性モーメントの変化

第Ⅱ章 バイオメカニクスの実際

1. 立 つ
地球の重力に対抗して身体を支えることが，運動をする際の基本的な身体の働きである．

1 立位姿勢
重力の方向と平行に，身体の長軸を支持して立つ直立姿勢は，人類特有のものである（第Ⅰ章4）．

・立位姿勢で脊柱起立筋は，あたかもマストを支える帆綱のごとし（図42）．
・脚の伸筋群は，重力に対抗して上体を支え，脚の伸展位を保持する．頚部筋，脊柱起立筋，脚伸筋群などの，重力に抗する筋は「抗重力筋」とも呼ばれる．これらの筋は，立位姿勢保持のために持続的に活動する．

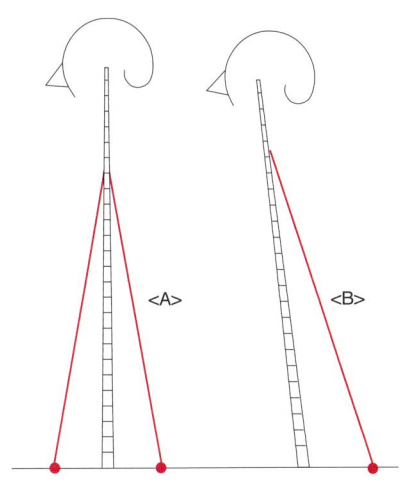

図42 立位（または座位）姿勢における脊柱の支えは，AよりBに近い．
（Asmussen, 1960）

2 立位姿勢と脊柱弯曲

- 脊柱は適度な弯曲によってスプリングの役を果たし，頭部への衝撃を和らげる（図43）．
- 脊柱の弯曲度は，仙骨角の傾きに関係する（図44）．
- 弯曲度が小さいと頭部や椎骨間へのショックが大きくなり，大きすぎれば筋や靱帯の負担が増大する．

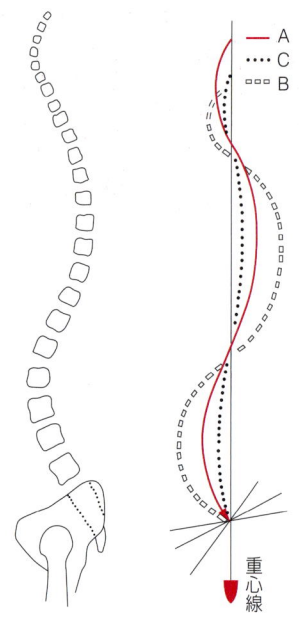

図43 仙骨角と脊柱弯曲（Aが正常）（Cailliet，1972）

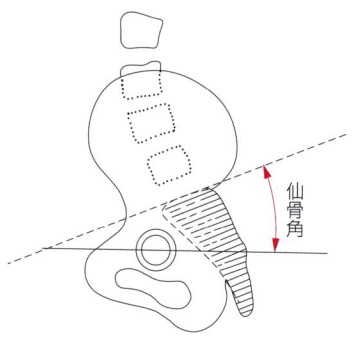

図44 仙骨角（Cailliet，1972）
正常な仙骨角は30°以内である

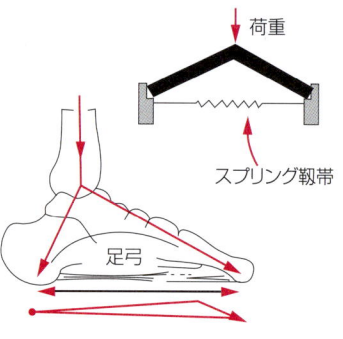

図45 足はブリッジ構造で，スプリング靱帯がショックを柔げる（長松，1936）

3 よい姿勢とは

「何のためによい姿勢か」が問題．

- 力学的にみた正常立位姿勢では，重心線が爪先と踵（かかと）の中間か，やや爪先よりで，踝（くるぶし）より少し前に落ちる，ともいわれている．
- 姿勢は反射によって，無意識のうちに調整されることが多い．

表3 よい姿勢とは？

〈猪 飼〉	① 力学的にみて安定であること ② 生理学的にみて疲労しにくいこと ③ 医学的にみて健康であること ④ 心理学的にみて気持ちのよいこと ⑤ 美学的にみて美しいこと ⑥ 作業能率からみて能率のよいこと
〈Steinhaus〉	① easy（楽である） ② non-tiring（疲れない） ③ ready to move（動きやすい）

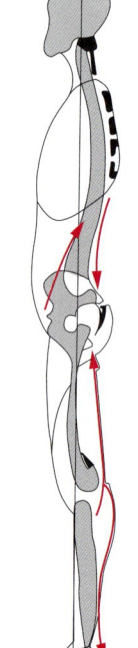

図46 立位姿勢における重心線と筋の働き（長松，1936）

4 姿勢の安定性と重心

(1) 重心とは？

物体をつくっている質点（小さなかたまり）は、すべて重力によって真下に引かれている．この重力を1つにまとめた合力（重さ）の作用点が重心（center of gravity；center of mass）．

> <重心>：物体の各質点に作用する重力の合力の作用点．
> 理論的な重さの中心．

(2) 姿勢の安定性

一般に，物体がより一層安定する条件はつぎの3つである．

> <静的安定性の3条件>：①基底面が広い，②重心が低い，③重い

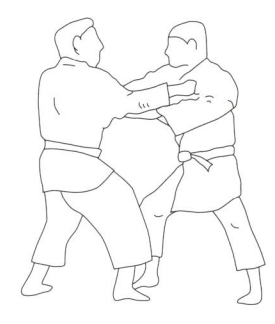

- 基底面とは，基底の面積すなわち支持面の大きさのこと．これが広いと，重心線が多少移動しても，基底面内に落ちるので倒れにくい（図47）．
  片足立ちより両足立ち，立位より座位，座位より臥位の方が広く（重心も低く）安定性が高い．
- 重心が低ければ，同じ基底面でも，より大きく傾くまで倒れない（図48）．
- 同じ基底面，同じ重心高なら，重いものほど倒れにくい．

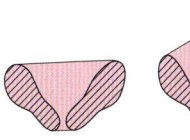
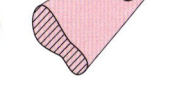

図47 基底面（下図）が広いほど安定する

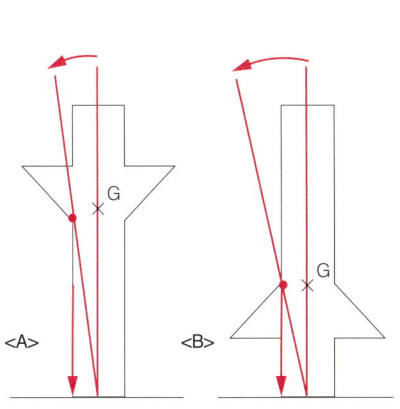

図48 重心が低いほど安定する

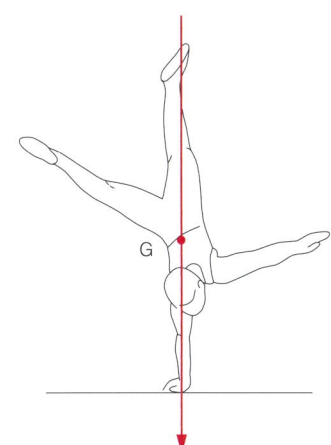

図49 片手倒立姿勢
基底面が狭く，重心が高い不安定な姿勢だが，重心は基底面の上にあるはず（人体は剛体ではないので，重心線が基底面のあまりにも端に落ちる場合は，支えきれなくなる）．

弥次郎兵衛の不思議

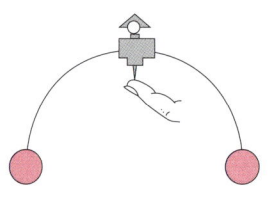

弥次郎兵衛が揺れても落ちない．
なぜだろう？
この理由は，以下で学ぶ「合成重心」
が鍵を握っている．
（答は次ページ）

5 身体重心を求める

(1) 重心の求め方（吊り下げ法）

ボール紙や板のように密度が一様な平板なら，糸で吊り下げて調べることができる（図50）．

・異なった2点で吊り下げ，その鉛直線の交わった点が重心．

(2) 重心の求め方（秋田法）

足底から重心までの距離（重心高）は，図51のようにして求めることができる．実験してみよう！

・釣り合いの状態にあるから，力のモーメント（$W\ell$, FL）が等しい．

$$W\ell = FL \qquad \therefore 重心高\ \ell = \frac{F}{W} \cdot L$$

ただし，Fは，板だけのときの体重計の目盛り（f）を，板に伏臥したときの目盛り（F'）から差し引く（$F = F' - f$）．

・重心高（ℓ）の身長（H）に対する割合を，比重心高という．

$$比重心高 = \frac{重心高(\ell)}{身\ \ 長(H)} \times 100 (\%)$$

（日本人の比重心高：男子 55.5％，女子 54.8％）

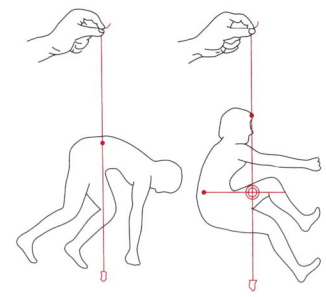

図50 変わった形のボール紙の重心を求める方法

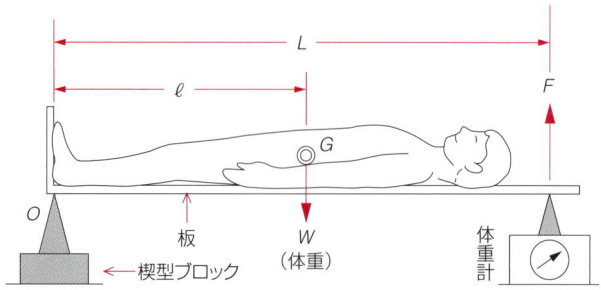

図51 秋田法による重心高の求め方（松井, 1958）

(3) 重心の求め方(平面法)

この"平面法"(図52)なら,平面的にみた重心点を見つけることができる.

- 体重(W),A点の重さF_A,B点の重さF_B,正三角形の高さをhとすると,

$$x = \frac{F_B}{W} \cdot h$$

$$y = \frac{F_A}{W} \cdot h$$

- ACからx隔った平行線と,BCからy隔った平行線の交点が求める重心点.

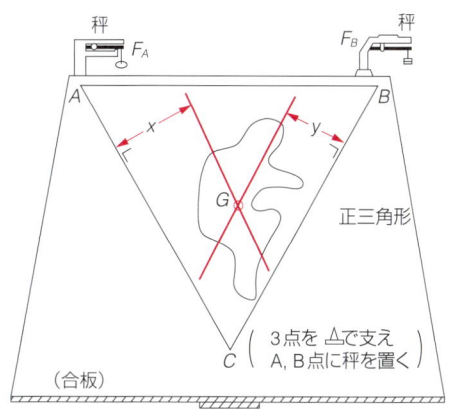

図52 平面法による重心の求め方(Hay, 1973)

(4) 重心の求め方(作図法)

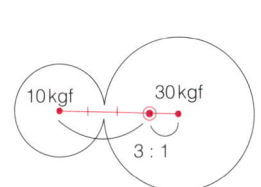

A:合成重心のところに,1個(40kgf)のものがあると考える! 各部分の重心点を直線で結び,重心比の逆比で合成重心(◉)位置を知る.

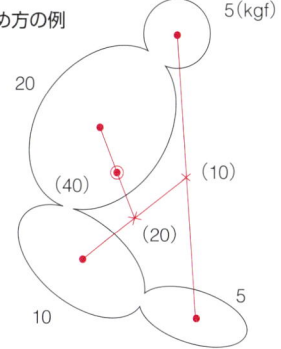

B:2個ずつ組み合せて順次合成してゆく.組み合せ方は自由(<C>の例を参照)

図53 作図法の原理と求め方の例

 「弥次郎兵衛の不思議」の答

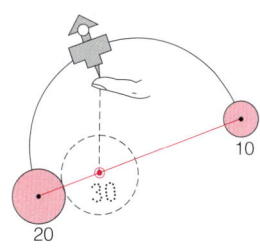

合成重心が支点(指)の直下にあり,全重量が見えない糸で吊されている,と考える.
合成重心の位置は,重さの逆比で2:1の点にある.

（5）重心の求め方（座標計算法）

・スポーツ場面の画像分析とコンピュータによる計算法（実際的）

図54＜A＞のような3つの部分からなる物体の合成重心（G）の座標（X, Y）を求める．

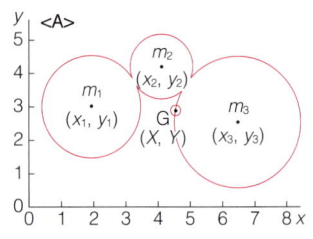

$$X = \frac{m_1 x_1 + m_2 x_2 + m_3 x_3}{m_1 + m_2 + m_3} \qquad Y = \frac{m_1 y_1 + m_2 y_2 + m_3 y_3}{m_1 + m_2 + m_3}$$

図54＜B＞のように各質量の大きさと座標が与えられたとする．

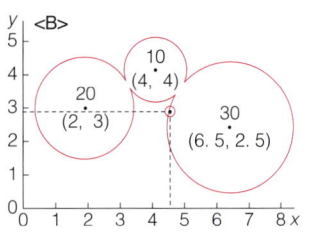

$$X = \frac{20 \times 2 + 10 \times 4 + 30 \times 6.5}{20 + 10 + 30} \fallingdotseq 4.6$$

$$Y = \frac{20 \times 3 + 10 \times 4 + 30 \times 2.5}{20 + 10 + 30} \fallingdotseq 2.9$$

図54 座標計算法（金子作図）

（6）身体重心を求めるための身体区分とその重心位置および質量

質量比：身体全体の質量を1とした際の身体各部の質量の割合
（例）身体質量60 kg の人の上腕の質量 = 60 × 0.053 = 3.18（kg）
重心位置：頭頂側の部分端からの部分重心点までの相対距離
（例）上腕長が25 cm なら肩から（25 × 0.46 =）11.5 cm に重心がある．

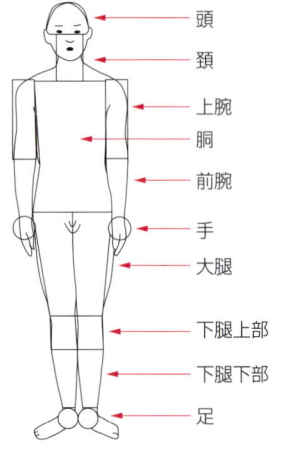

図55 身体各部の区分と測定点（松井，1958）

表4 身体各部分質量比および重心位置（松井，1958）

（男子）

部 位	質量比（平均値）	重心位置（平均値）
頭	0.044	0.63
頚	0.033	0.50
上腕	0.053	0.46
胴	0.479	0.52
前腕	0.030	0.41
手	0.018	0.50
大腿	0.200	0.42
下腿	0.107	0.41
足	0.038	0.50

（女子）

部 位	質量比（平均値）	重心位置（平均値）
頭	0.037	0.63
頚	0.026	0.50
上腕	0.051	0.46
胴	0.487	0.52
前腕	0.026	0.42
手	0.012	0.50
大腿	0.223	0.42
下腿	0.107	0.42
足	0.030	0.50

表5 日本人アスリートの身体部分慣性係数（阿江ら，1992）
上腕以下の部位の質量比は左右一方の値

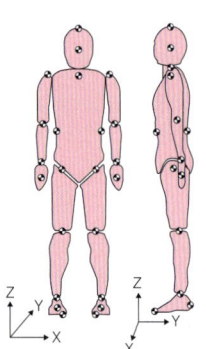

（男子）

部 位	質量比（平均値）	重心位置（平均値）
頭部	0.069	0.821
胴	0.489	0.493
上胴	0.302	0.428
下胴	0.187	0.609
上腕	0.027	0.529
前腕	0.016	0.415
手	0.006	0.891
大腿	0.110	0.475
下腿	0.051	0.406
足	0.011	0.595

（女子）

部 位	質量比（平均値）	重心位置（平均値）
頭部	0.075	0.759
胴	0.457	0.506
上胴	0.267	0.438
下胴	0.191	0.597
上腕	0.026	0.523
前腕	0.015	0.423
手	0.006	0.908
大腿	0.123	0.458
下腿	0.053	0.410
足	0.011	0.594

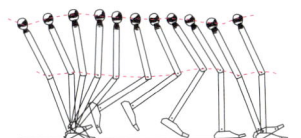

2. 歩 く

直立二足歩行は人類特有の移動運動（ロコモーション）であり，生活行動における最も基本的な動作である．

1 歩行サイクル

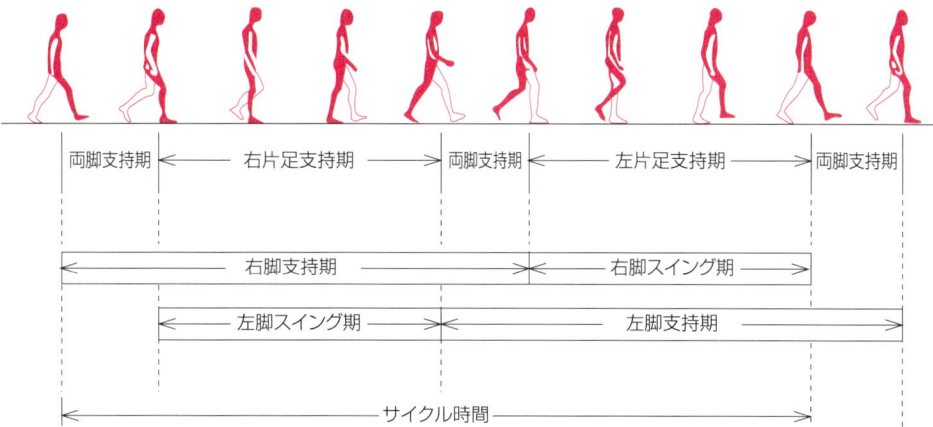

図56 歩行サイクル（Close，1964）

2 重心移動

歩行中の重心の動き：立脚期に支持脚側に寄りながら上昇し，頂点に達して下降．両脚支持期に左右の中央を通りながら最も低くなる．

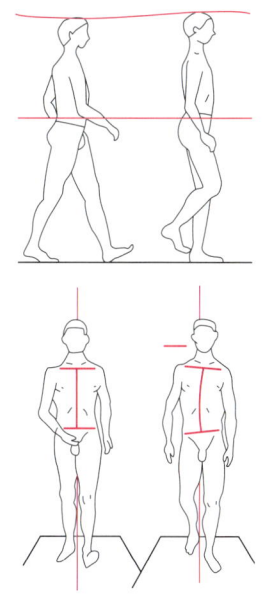

図57 歩行動作
（Ducroquet，1973）

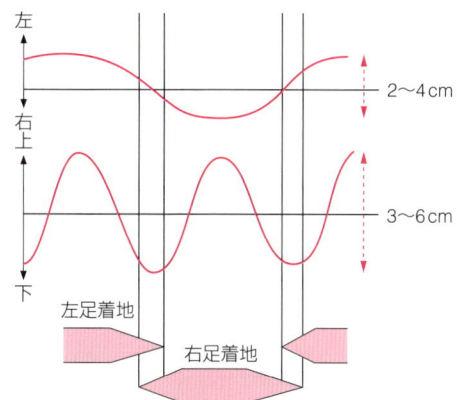

図58 重心の左右動と上下動（BrauneとFischer（1987）より改変）

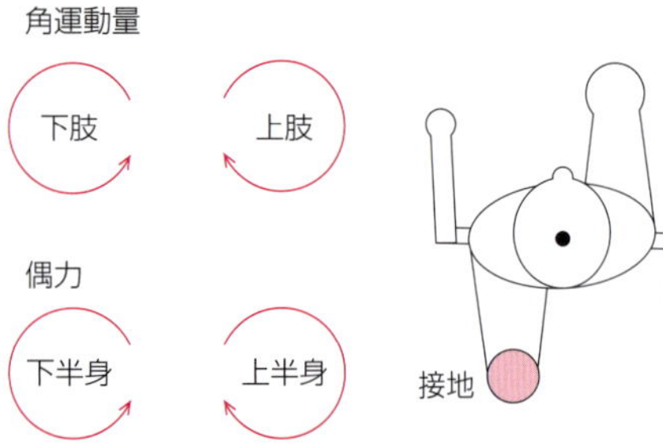

角運動量　　　　
下肢　　　上肢

偶力
下半身　　上半身　　接地

図59　角運動量のつり合い（吉福，1984）

3　角運動量

- 図59は，両腕が右回りの，両脚が左回りの角運動量を生じていることを示している．
- こうした腕と脚の逆方向への角運動がつりあう（打ち消し合う）ため，体幹が回転することなく，前方へ進行することができる．
- 走運動においても同様である．

4　地面反力

A． 右踵が着床：右足荷重が増加する．
B． 右足に体重が乗ってくる：体重上昇はわずかな加速度を伴うため，反力は体重を越える（＋20％）．
C～D． 上体が前下方に移動：床反力は体重より小さくなる（−35％）．
E． 左踵が着床：体重が衝撃的にかかるため，反力が体重を越える（＋10％）．

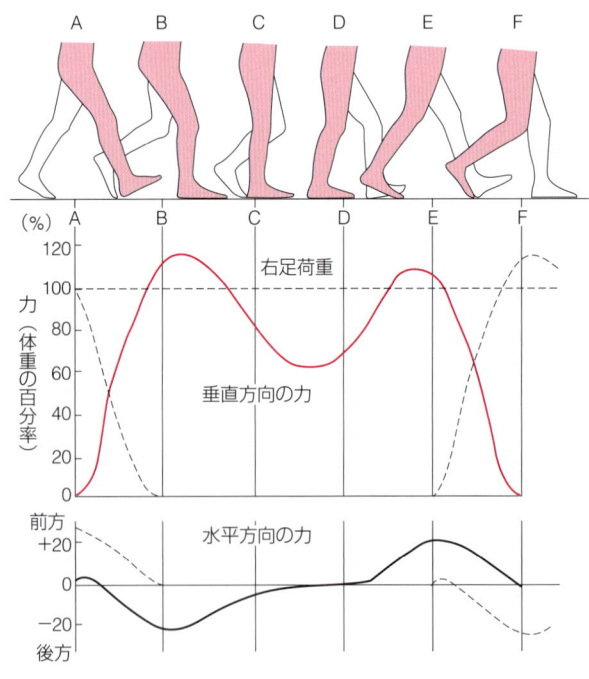

図60　歩行中の床反力（Inman，1966）

5 歩行の力学的エネルギー

歩行運動は「転がる卵のようだ（rolling egg）」とか「振り子のようだ」といわれる．その理由を考えてみよう．

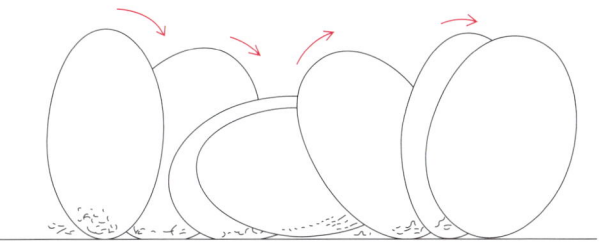

図61 Rolling Egg（Margariaより作図）

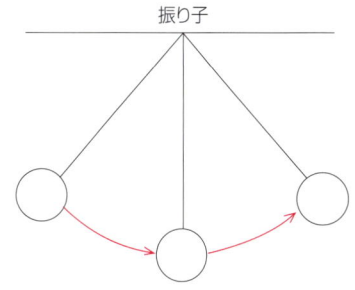

振子運動において，
- 位置エネルギー（E_p）と運動エネルギー（E_k）曲線の増減は逆位相．
- 各時点の $E_p + E_k =$ 一定．

つまり，E_p と E_k はエネルギーを授受しながら運動する．外部からのエネルギーはほとんど不要．だから振子時計の電池はなかなか減らない！

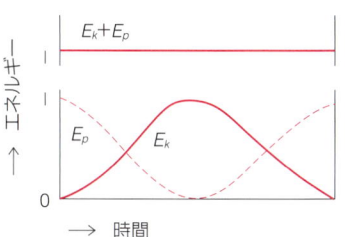

図62 振子運動の力学的エネルギー

自由歩行の位置エネルギー（E_p）と運動エネルギー（E_k）の曲線は（振子と同様に）ほぼ逆位相だが，E_p と E_k の間のエネルギー授受が不完全なため，$E_p + E_k$ 値が変化する．その変化分の和（a＋b）が，すなわち筋活動による力学的仕事（W_{ext}）である．振子（図62）と比較してみよう．

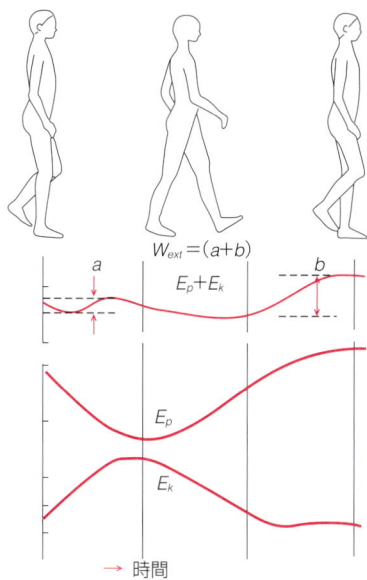

図63 歩行の振子モデルとエネルギー
（CavagnaとMargaria，1966）

6 歩行の筋活動とエネルギー消費

- 歩行運動が無意識にできるのは，反射が関与しているからである．除脳猫で種々の部位を刺激すると，歩行動作のような姿勢変化が起こる．
- その他にも，相反神経支配などの反射が関係している．

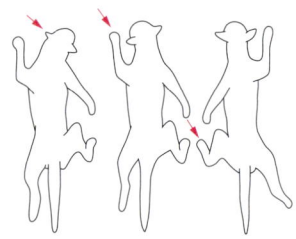

図64 除脳ネコの刺激部位（矢印）と姿勢変化（Sherringtonら，1983）

（1）歩行運動の筋電図

着地→支持：
　外側広筋（膝伸展）→腓腹筋（足底屈）→長指屈筋（指底屈）の活動が起こる．

離地→遊脚：
　大腿二頭筋（膝屈曲），腸腰筋（腰屈）の活動

着地直前：
　大内転筋（脚内転），外側広筋（膝伸展），前脛骨筋（足背屈）の活動（着地準備！）

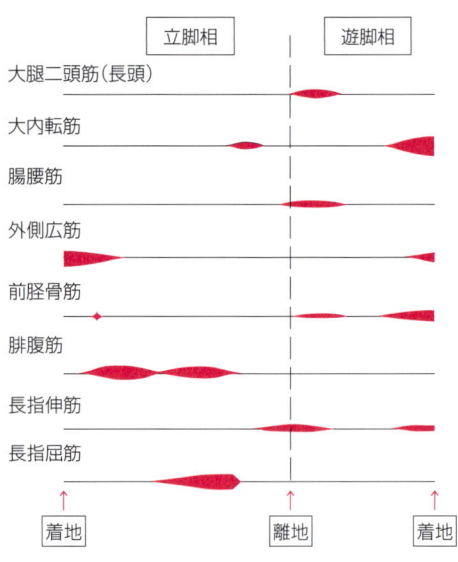

図65 歩行における筋活動（Close（1964）の筋電図より模式化）

> **筋電図（EMG）**：神経刺激が筋に到達すると筋線維に活動電位が起こる．この活動電位を導出して記録したもの．筋活動の様子がわかる．

（2）歩行のエネルギー消費量

- 体重当たりのエネルギー消費量は，スピードが増加すると時間当たり（kcal/kg/時）で増加するが，距離当たり（kcal/kg/km）ではあまり変わらず，約 0.5 kcal/kg/km である．
- 時速 4 km 前後（毎分 60〜80 m）が経済速度（または至適速度）である．

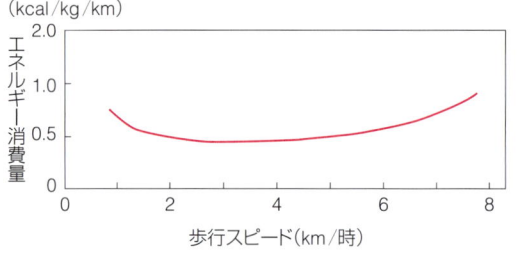

図66 歩行のエネルギー消費量とスピードの関係（Margaria，1978）

3．走 る

「走る」とは，速く移動する運動様式で，少なくとも両脚支持期のない点で歩行と異なる．

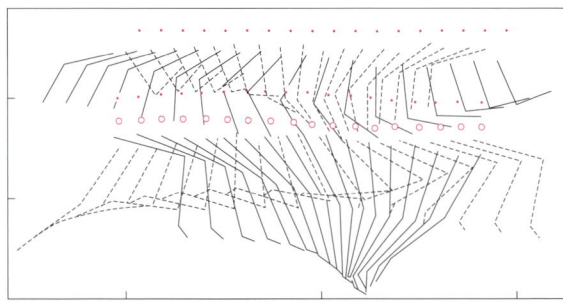

図67　高速度写真による走運動のスティックピクチャー（Elftman，1940）

1　疾走スピードとストライド，ピッチ

走運動では，一般に速さ（スピード）を競う．

走スピードは ［ストライド（1歩の距離） / ピッチ（1秒間の歩数）］ で決まる

$$\boxed{\text{走るスピード}\ (\text{m}/秒) = \text{ストライド}\ (\text{m}/歩) \times \text{ピッチ}\ (歩/秒)}$$

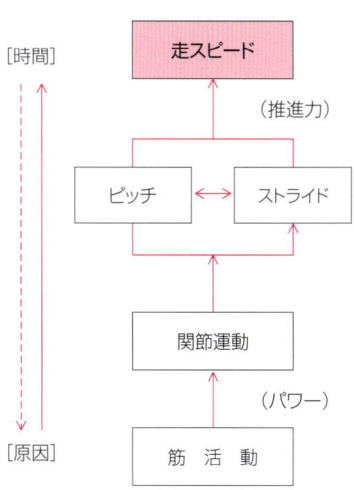

図68　走スピードと関係要因（金子と北村，1975）

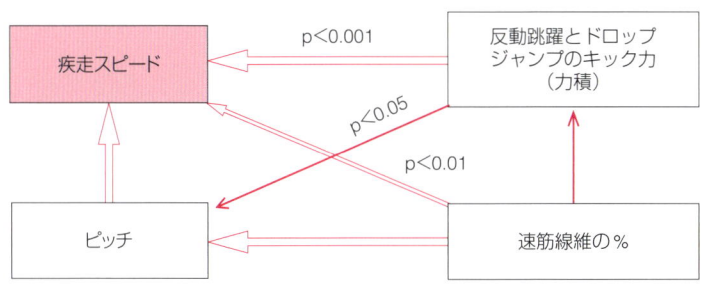

図69　疾走スピードと関係因子との相関（Meroら，1981）
男性スプリンター25名．100mタイム：10″4〜11″8．
相関の有意性は線の種類で示す．

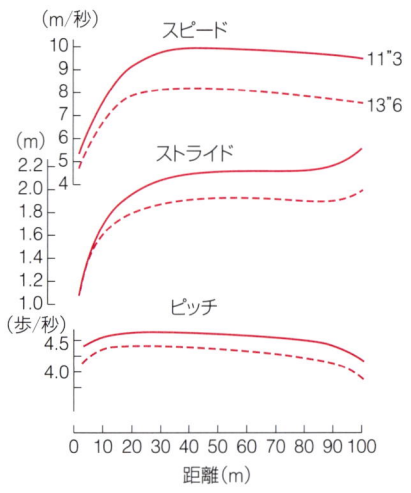

図70 100m疾走のスピード，ストライド，ピッチ（Gundlach，1963）

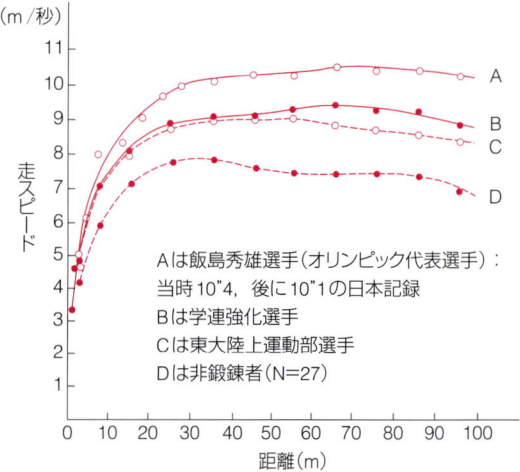

図71 100m走のスピード曲線（猪飼ら，1963）
スピード計測は光電管を用いて行われた．

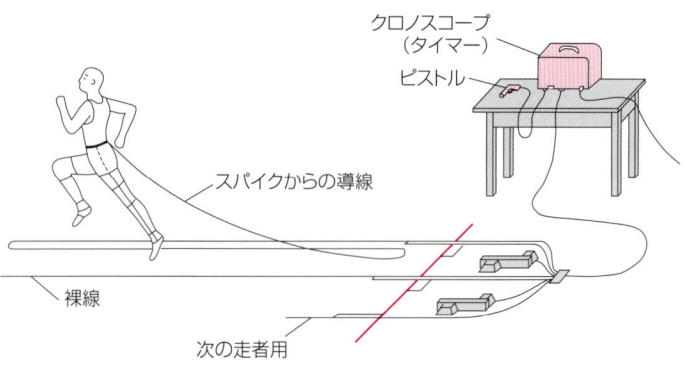

図72 グンドラッハの実験（Gundlach，1963）
グラウンドに食塩水をまいて電極とし，スパイクの着地で電気回路が閉じる仕組み．

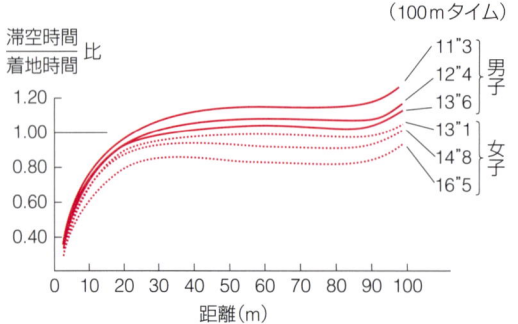

図73 100m走の〔滞空時間/着地時間〕比（Gundlach，1963）
タイム（平均）のよいグループほど，滞空時間が相対的に長い．それは着地時間が短くなるからであり，長く空中にいるというわけではない．

2 疾走能力の発達

- 図74は50m疾走スピードとストライド，ピッチの発育発達過程．
- スピードはストライドと平行して発達する．ピッチはほとんど変化しない！
- ストライド/身長比は，6歳まで増加し，以後はほぼ一定．つまり，ストライドの伸びは身長の発達に関係する．
- ストライドは身長とほぼ同程度かやや長い（身長の100〜115％）．
- 13歳頃から性差が明らかとなる．
- 速いランナーはストライド，ピッチがともに大きい．

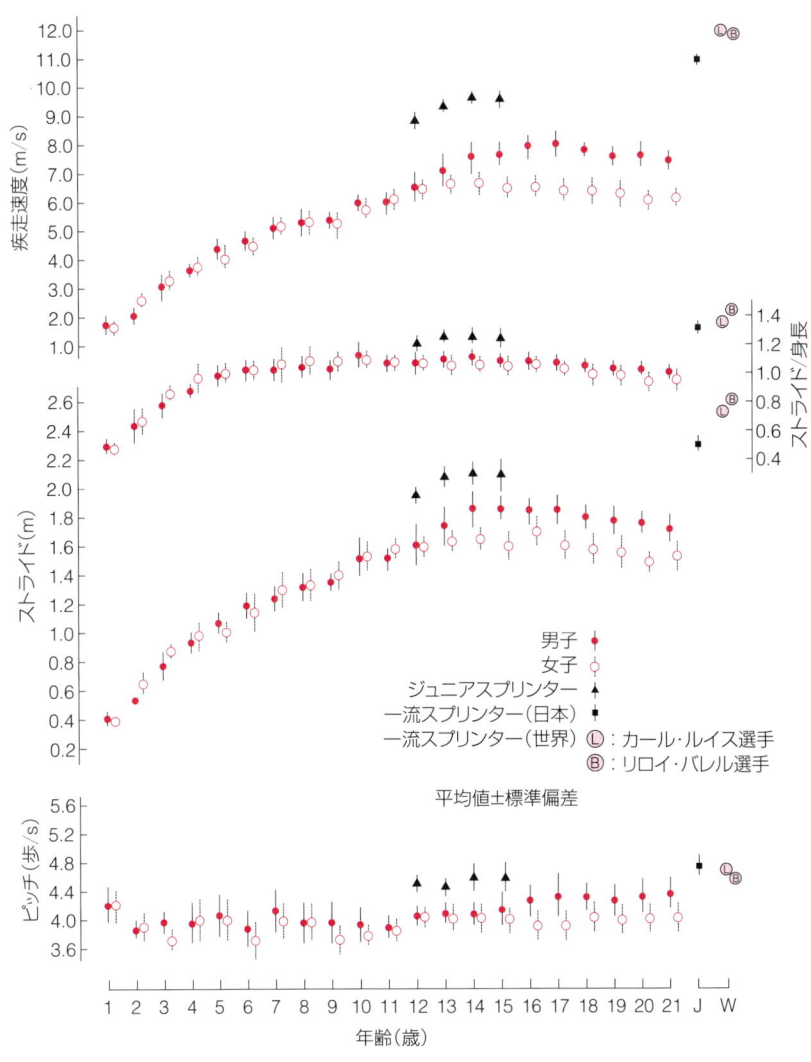

図74　疾走能力の発達（宮丸，2001）

3 疾走動作

これまで，前に腿（もも）を高く引き上げ，キック後は深く膝を折りたたむことが望ましいとされてきたが，必ずしもそうではないことに注意．

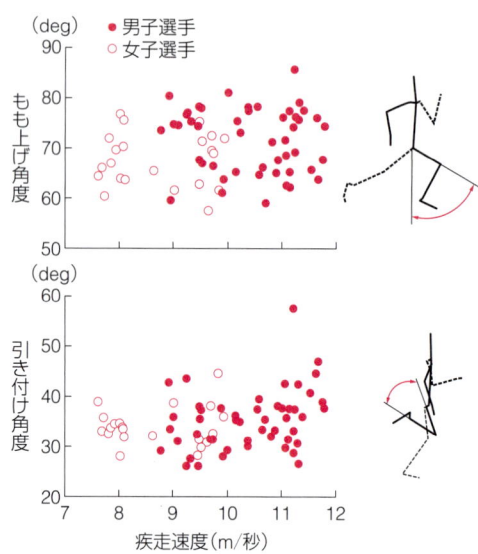

図75 疾走速度ともも上げ角度，引きつけ角度の関係（伊藤ら，1998）

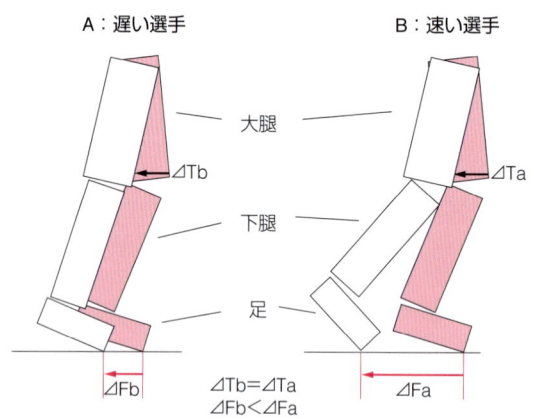

図76 キック動作のモデル（伊藤ら，1998）
遅い選手は着地して膝を伸ばすが，速い選手は膝を屈曲したまま後方へキックして走る．

4 疾走のキック力

- キック力（最高）は，前足が体重の 75％，後足が体重の 56％．
- キック時間は，前足が 0.31～0.38 秒，後足が 0.15～0.17 秒．
- 力積（第Ⅰ章 5．4 参照）は，前足の方が 7 倍も大．

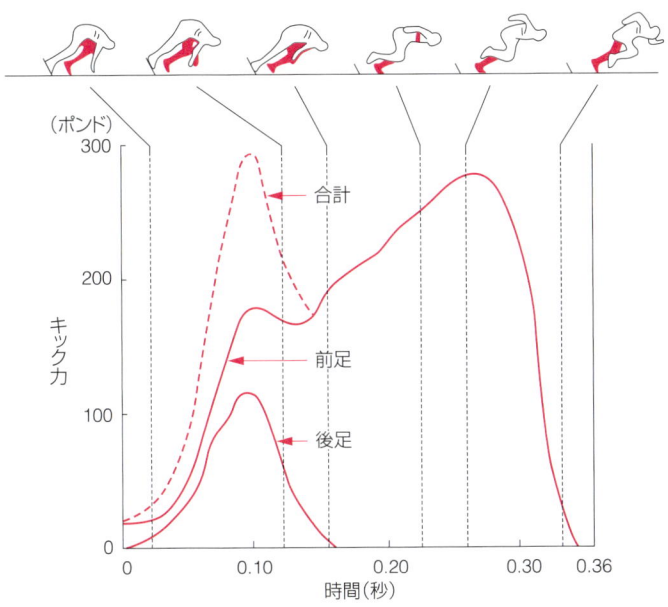

図77 スタート時のキック力曲線（Paine, 1971）
（1ポンド≒4.45N）

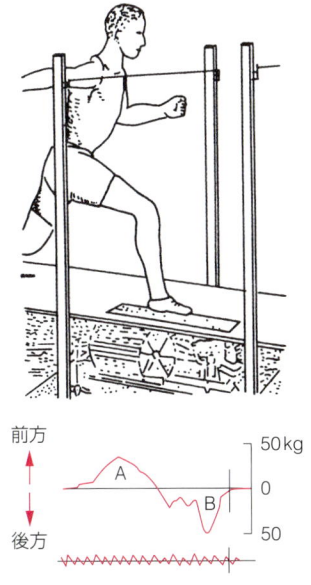

図78 等速ランニングのキック力
（Fenn, 1930）
A：減速の力，B：加速の力
力積 ┌ A＝B 等速維持
　　 │ A＜B 加　　速
　　 └ A＞B 減　　速

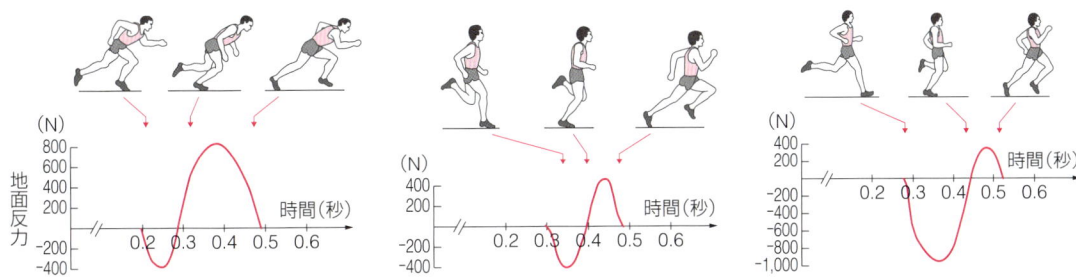

図79 スプリントにおける加速局面，最大疾走局面，減速局面の地面反力前後成分（HayとReid, 1988）
正の値は後方へのキック力，すなわち前方への反力としての加速成分を表す．

5 疾走の関節トルクとパワー

- 短距離選手では，キック後の大腿の引き出し，着地前の股関節におけるブレーキ，着地期のパワーが大きい．

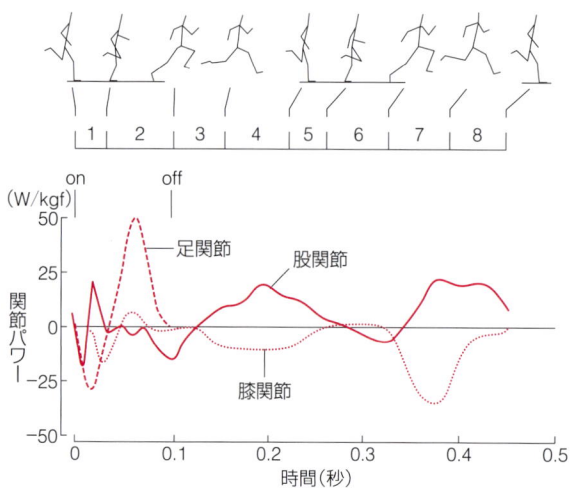

図80 疾走における下肢関節パワー（阿江ら，1986）

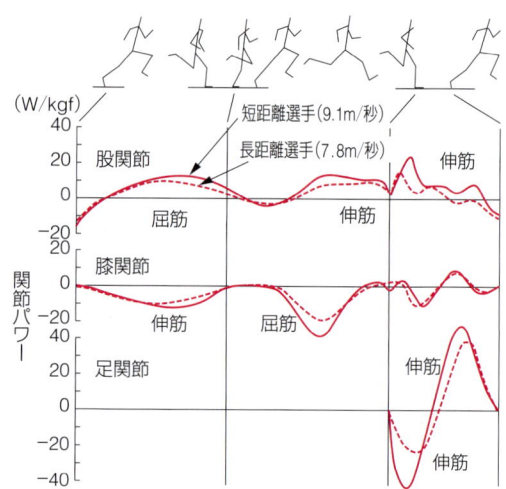

図81 全力疾走の関節パワーにおける短距離選手と長距離選手の比較（離地から次の離地まで）（淵本ら，1987）

股関節はほぼ全局面でパワーは正だが，膝関節はほぼ全局面で負となる．つまり，動き（角速度）の方向と力（トルク）の向きは逆である．

6 疾走のエネルギー変化

- 位置エネルギー（E_p）と運動エネルギー（E_k）が同時に増減する．歩行ではE_p増のとき，E_k減だった（第II章2.5参照）．

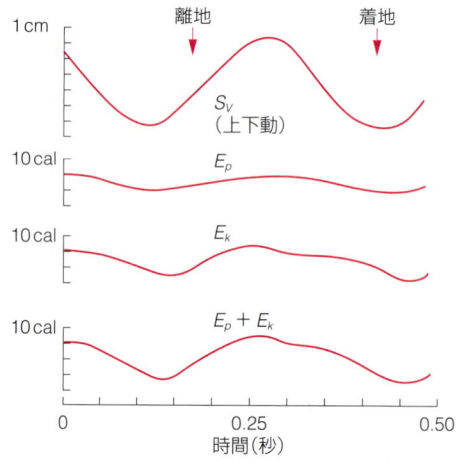

図82 重心を動かす力学的エネルギー（CavagnaとMargaria，1966）
（縦軸の数値は1目盛の単位）

7 等速度走の効率

$$効率 = \frac{出力パワー}{入力パワー} = \frac{仕事}{消費エネルギー}$$

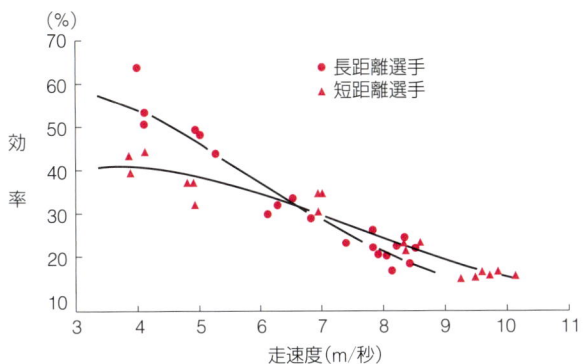

図83 種々速度の等速度走における長距離選手と短距離選手の効率（Kanekoら，1985）
低速（3.0～5.0m/秒）での効率は，明らかに長距離選手の方が短距離選手より高い．

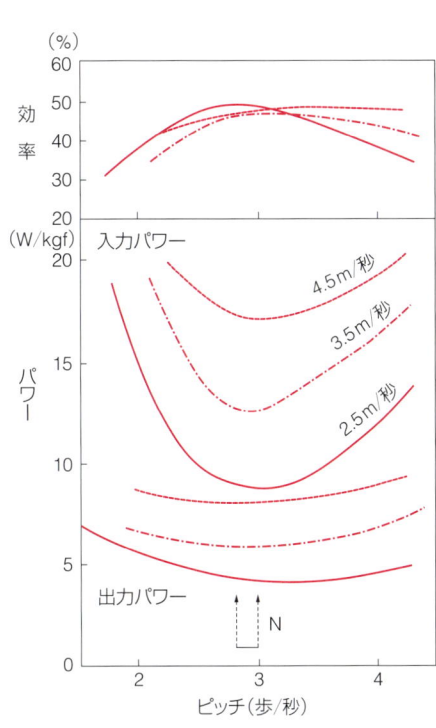

図84 走運動の出・入力パワーと効率からみた至適ピッチ（Kanekoら，1987）
3段階の速度（定速）において種々のピッチで走ったときの出・入力パワーと効率．Nは自由に走ったときのピッチ（＝2.8～3.0歩/秒）．

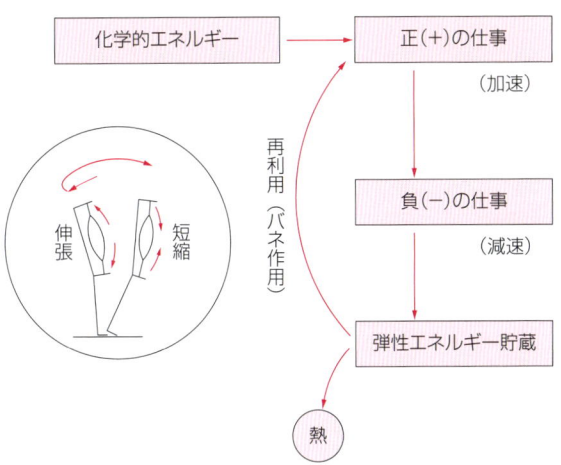

図85 走運動における"弾性エネルギー再利用説（バネ作用）"の模式図（CavagnaとKaneko，1977）
脚伸筋はキック時に短縮し（＋の仕事），着地の際に伸張され（－の仕事）弾性エネルギーを蓄える．この一部が再利用されれば化学的エネルギー（入力）が節約されて効率が高まる．

4. 跳ぶ（その1）―高く跳ぶ―

跳躍（jump）によって身体が地面から上昇するのは，脚の蹴りによって身体に運動エネルギーが与えられるからである．

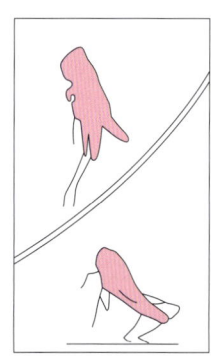

図86　バッタの跳躍（Gray, 1963）

表6　動物の跳躍高（Gray, 1963）

	高跳び(cm)	対体長比
カンガルー	240	1.5
カエル	23	3
バッタ	20	18
ノミ	15	100
ヒト	?	?

- その場からの高跳びではカンガルーが優勝．しかし体長比ではノミが優勝．
- 高跳びの得意な動物は，脚が相対的に長く，ほっそりしていて，十分に折りたたんだ姿勢から跳ぶ．
- 人の垂直跳びと比較してみよう．

1　高跳びの力学

- キックによって身体（質量 m）に与えられた運動エネルギーは，頂点に上昇するまでにすべて位置エネルギーに変わる（第Ⅰ章 5.6, p29）を想いだそう．

$$\frac{1}{2}mV^2 = mgh$$

$$h = \frac{V^2}{2g}$$

重心の上昇高（h）は，体重に関係なく，キック直後の重心の上昇速度（V）によって決まる．

垂直跳びの跳躍高は，パワー（仕事率）と高い相関あり．
パワーの訳語が瞬発力（図87）．

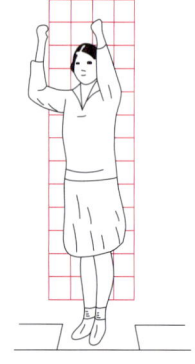

図87　初期の垂直跳び（Sargent, 1924）
垂直跳びテストは，1921年に米国のD. A. Sargentが考案．L. W. Sargentがパワーのテストとして発展させた．

 K君が垂直跳びをしたら，重心の上昇速度は3 m/秒だった．K君の重心は何m上昇するか？

$$h = \frac{V^2}{2g} = \frac{(3)^2}{2 \times 9.81} = 0.46 \text{(m)}$$

⇒離地と着地が同じ高さの場合，$h = gt^2/8$ となり g を10と近似すると，$h = 1.25t^2$ で，滞空時間（t）から高さ（h）の近似値を計算できる．また，同条件で滞空時間から初速を計算するには $V = 5t$ となる．

身体部位の運動は複雑だが，身体重心に働く力と運動は比較的簡単．
・身体質量（m）には重力が働き，$mg=W$（体重）の力がつねに下方に向い，地面反力と対抗している．

・運動方程式は，
$$m \cdot a = F = R - W$$

上式でmは一定なので，上方への加速度（a）は$R-W$に比例する．
$R>W$なら$a>0$…加速
$R=W$なら$a=0$…等速（静止を含む）
$R<W$なら$a<0$…減速

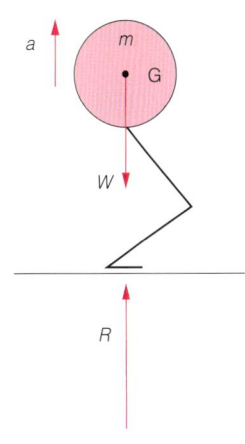

図88 重力Wと地面反力R

垂直跳びの各時点の記録を運動方程式に照らして考えよう．

①圧力板に立つ（$R=W$）
②動作（抜重）開始（$R<W$）
③下向き速度（$-V$）が最大（$R=W$，$a=0$）
④重心が最も低くなった．
　S曲線が最低（$V=0$）
⑤最高速度以後の重心の減速（$R<W$）
⑥足が圧力板を離れる（$R=0$）

②－③の斜線部と③－④の斜線部の力積は等しい．
　（②－③の力積に等しい運動量を③－④で受けとめる）

②－④のとき脚筋はエクセントリック収縮．

④－⑤では？

⑥以後の速度減少は直線で示される．Why？
　（答：$V=-gt$，ゆえに勾配が$-g$の直線）．

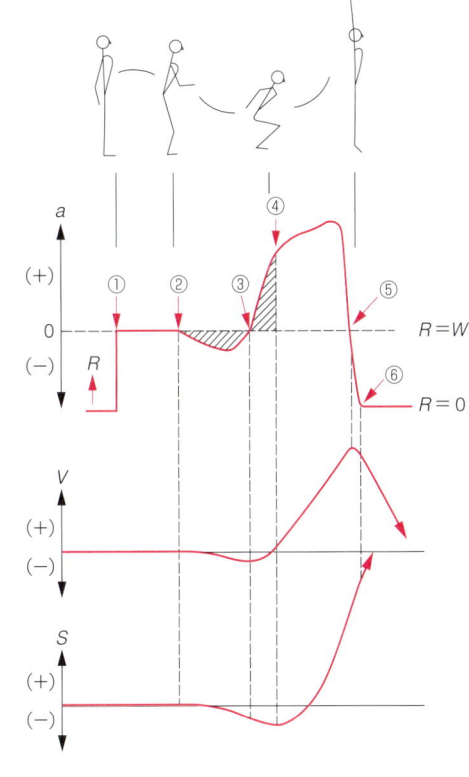

図89 垂直跳びの地面反力（R），加速度（a），速度（V），変位（S）の時間経過（渋川（1969）より改変）

2 反動動作と振込動作の効果

反動動作や振込動作を行うと（図90a），ないときに比べて（図90b），有効力積が大きくなり，跳躍高が増す．

有効力積を大きくできるのは，以下のことが複合的に作用していると考えられる．

- 主運動の開始時（P点）において，すでに大きな力が発揮されること（図90）
- 筋の増強効果（図91）

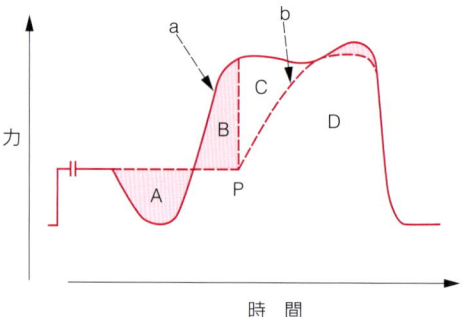

図90 垂直跳びのキック力（金原と三浦，1965）
a：反動振り込みあり，b：なし，P点までが沈み込みのため，A＝Bとなる．

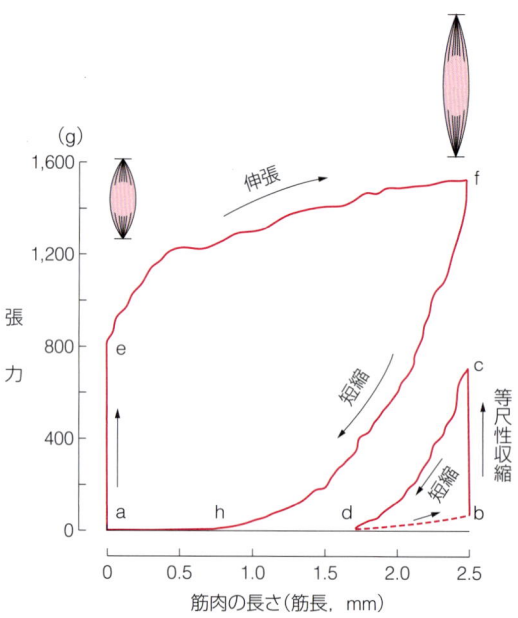

図91 カエル摘出筋におけるストレッチ効果（CavagnaとCitterio，1974）
等尺性収縮を行う筋を強制的に伸張して解放すると（a→e→f→h），あらかじめ伸張させた筋に等尺性収縮を行わせて解放する場合に比べ（d→b→c→d），短縮時における筋の仕事（fhあるいはcdの曲線と横軸に囲まれる面積）は大きい．

・筋腱のバネ機構の利用（図92，図93）
・伸張反射の利用（図19，p16）
また，振込動作においては，運動量の転移も考えられる．

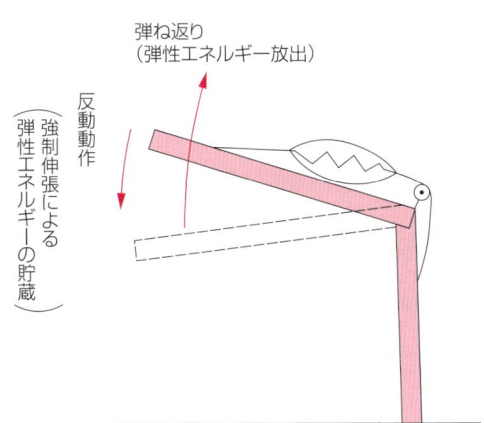

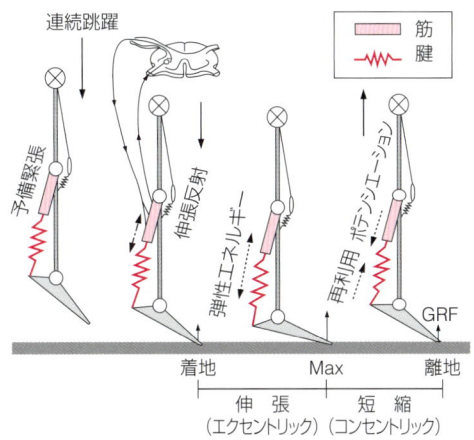

図92 筋のバネ的性質を示す模式図
主運動の方向とは逆方向の運動によって活動筋が瞬時的に伸張される．このとき筋と腱に弾性エネルギーが貯えられ，その一部が，バネのように跳ね返すエネルギーとして役立つ，と考えられている．筋の伸張→短縮の切り替えは，瞬間的でなければならず，同じような反動の効果は，ランニングの着地，走高跳び，三段跳びなどにもみられる．また，筋のバネ的性質は運動の効率も高める（図85も参照）．

図93 足関節のホッピングにおける筋腱複合体のふるまい（深代，2000）
ホッピングでは，下腿三頭筋と腱の筋腱複合体による伸張（エクセントリック収縮）と短縮（コンセントリック収縮）が繰り返される．この伸張期に弾性エネルギーが貯えられ，それが短縮期に利用される．

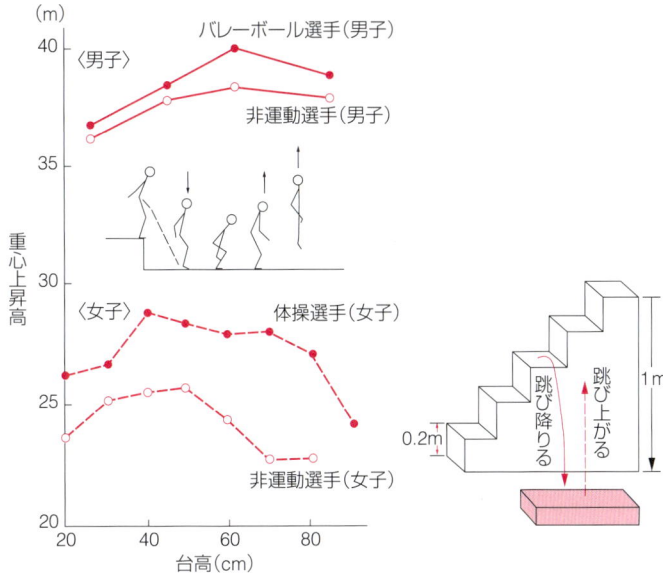

図94 ドロップジャンプの方法と効果（KomiとBosco，1978）
ドロップジャンプの反動効果は運動選手の方が大きく，また運動種目の特性によって，効果的な台高も異なる．

3　走高跳び

- 走高跳び成績（H）は，当然ながら重心上昇高と密接に関係する．
- 重心上昇高（h）は，上昇初速（V）の二乗に比例する（p50）．
- 上昇初速（V）は，体重当りのキック力（力積）にほぼ比例する．
- 重心上昇高（h）が同じでも成績（H）に差があるのは，バーをクリアする技術に個人差があるからである（図95）．

表7　ベリーロールと背面跳びのキック時間と助走速度

	ベリーロール	背面跳び
キック時間	0.20〜0.25秒	0.15〜0.20秒
助走速度	6.5〜7.0m/秒	7.5〜8.0m/秒

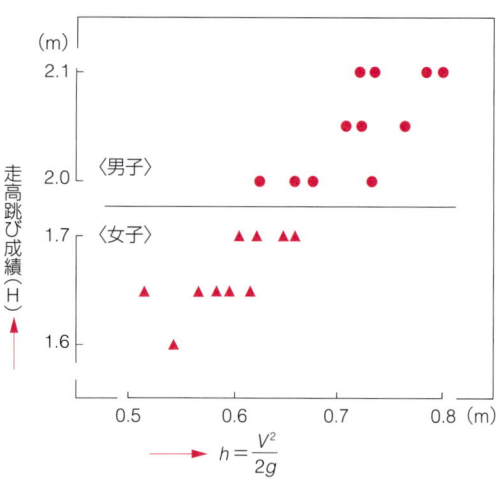

図95　走高跳びの成績（H）と重心の上昇高（$h=\dfrac{V^2}{2g}$）の関係（松井ら（1974）の資料より作図）

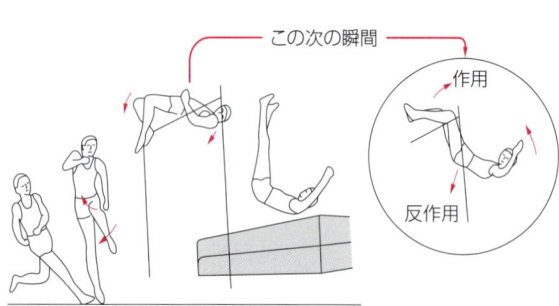

図96　背面跳び（フォスベリー型）（Dyson, 1972）
ベリーロール型にくらべると，腕や脚の振り上げは小さいが，速い助走から突然方向を変えることにより，強いエクセントリックな筋収縮がなされる．バーを越えるときは，膝を曲げて身体の長軸回転を促進し，続いて上体を起こし腰を曲げて下腿を引き上げる．

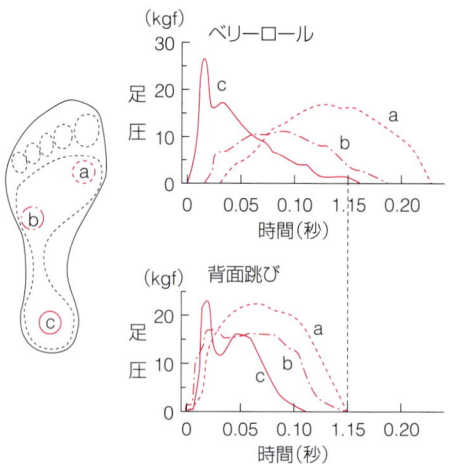

図97　ベリーロールと背面跳びの足圧（金子ら，1976）
a，b，cは左図のそれぞれの位置に対応．ベリーロールがかかと側から接地して，加圧部分が移動していくのに対して，背面跳びの方が接地初期から足裏全体への加圧がみられ，接地時間も短い．

4　棒高跳び

棒高跳びにおいても，助走速度が大変重要である．

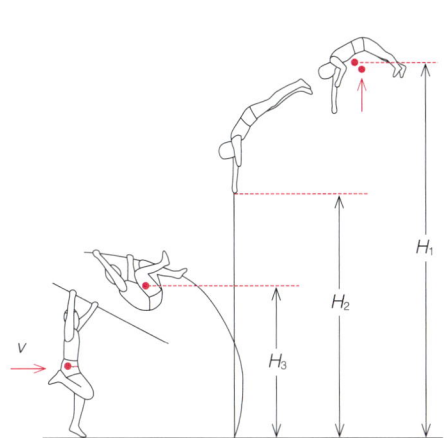

図98　棒高跳びの成績には，助走速度，ポールの反発力，握りの高さ，筋力，および技術が関係する（淵本ら，1990）

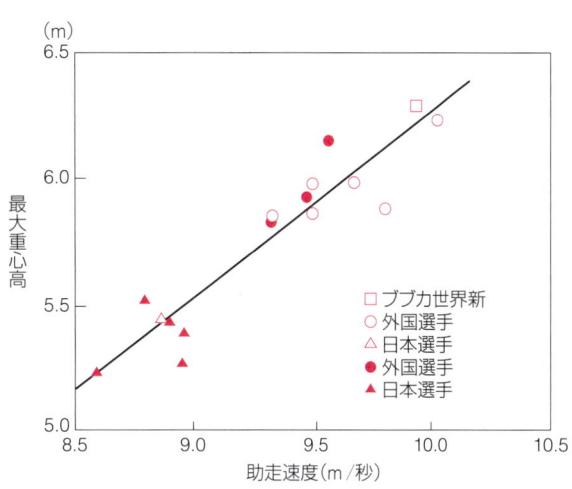

図99　棒高跳びの最大重心（上昇）高と助走速度（淵本ら，1992）

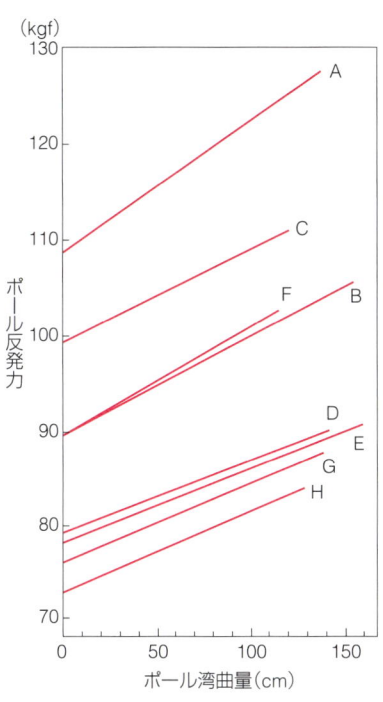

図100　ポールの反発力（淵本ら，1990）
A〜Cは外国選手（成績5.70〜6.00m）
D〜Hは日本選手（成績5.00〜5.50m）

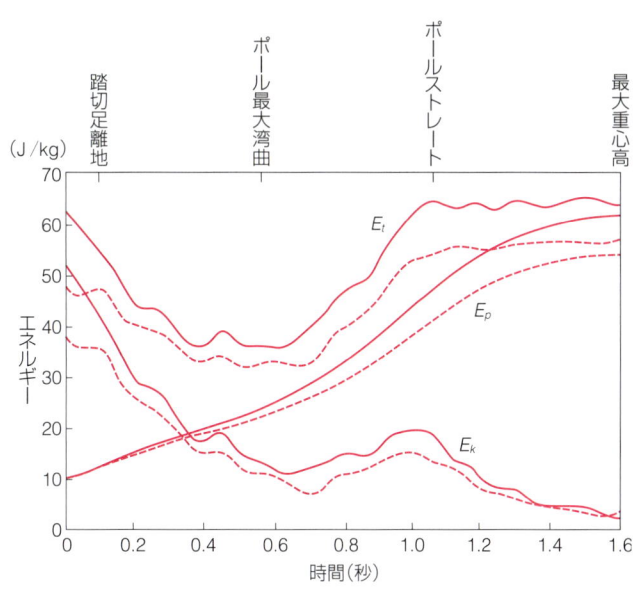

図101　棒高跳びの力学的エネルギー（淵本ら，1990）
助走による運動エネルギー（E_k）をポールの弾性エネルギーとして貯え，それを位置エネルギー（E_p）に変換する（$E_t = E_p + E_k$）．実線はブブカ選手，点線は日本のK選手．

5．跳ぶ（その2）−遠くへ跳ぶ−

1　立幅跳びのキック力と速度

表8　動物の立幅跳び（Gray, 1963）

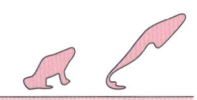

	立幅跳び(m)	対体長比
カンガルー	7.90	5
カ エ ル	0.91	12
ノ ミ	0.30	200

・カンガルーは幅跳びも優秀．最初は尻尾も使って前方に跳ね，次からはボールが弾むように，あまりエネルギーを消費せずに跳ぶといわれる．
・われわれの立幅跳び成績は身長の何倍？

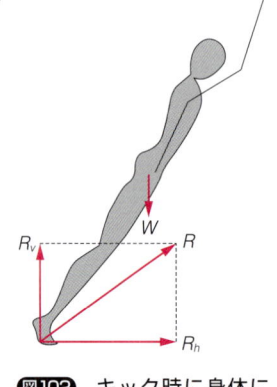

図102　キック時に身体に作用する力

ここで，W は体重，R は地面反力（地面を蹴るキック力の反作用）とすると，身体の加速度 a は
鉛直方向（上向きを正とする）
$$R_v - W = m \cdot a_v \rightarrow a_v = (R_v - W)/m$$
水平方向（前向きを正とする）
$$R_h = m \cdot a_h \rightarrow a_h = R_h/m$$

キック時間 t の間の地面反力の平均値を $\bar{R}_v$，$\bar{R}_h$ とすると，$V = a \cdot t$ より
$$V_v = \{(\bar{R}_v - W)/m\} \cdot t$$
$$V_h = (\bar{R}_h/m) \cdot t$$

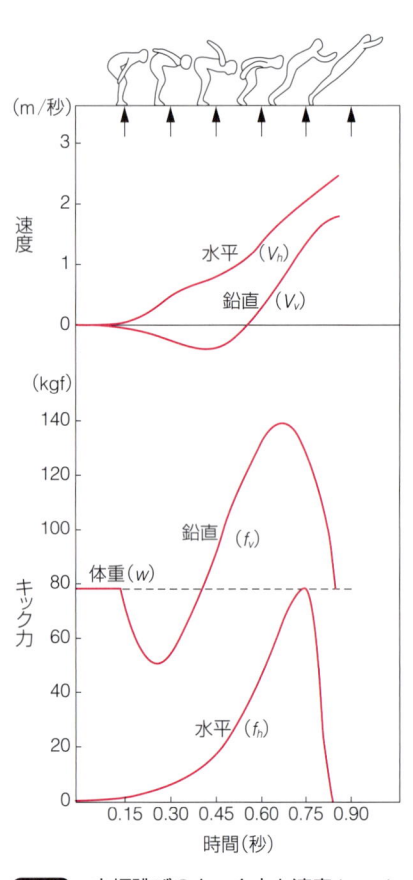

図103　立幅跳びのキック力と速度（Roy (1971) より改変）

◆ 鉛直方向
・反動動作で重心は下方の速度（$V_v < 0$）が増したのち減速し，重心が最下位（$V_v = 0$）の後，急速に上向きの加速がなされる．
・鉛直分力は最初の抜重から，重心下降を止める方向で f_v が急速に体重を越えて高まる．

◆ 水平方向
・振り込み（抜重）のときから重心は前方の速度（V_h）を増し，f_h がピークになる時点で V_h が急増する．

◆ 立幅跳びの発達

・3歳では，腕を後方へ振ってバランス保持．
・3.7歳になると，腕を前に出し始める．
・10歳で基本動作がほぼ完成．
・成人は，体前傾を深めた全力発揮ができる．

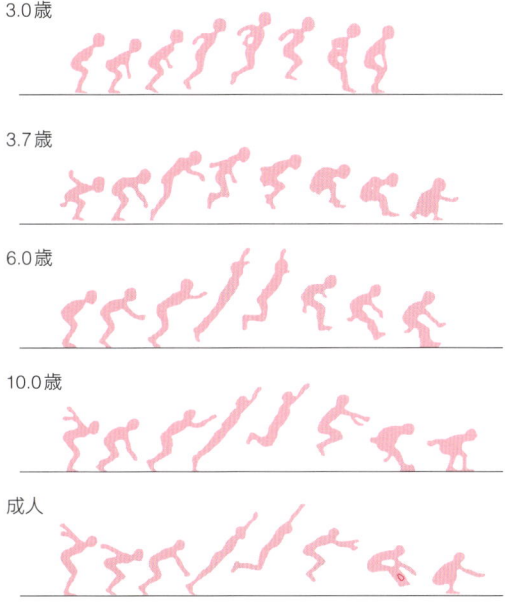

図104　立幅跳び動作の発達（Hellebrandt（1961）より改変）

・成績（L）が直線的に増加する．
・水平分力（f_h）と鉛直分力（f_v-W）の最大値が，ほぼ平行して増加する．
・キック時間はあまり変わらない．
・キック力の増加は力学的仕事の増加を示唆する．
・キック時間が一定ゆえ，距離（L）の増加はパワー（＝仕事/時間）の発達を意味する．

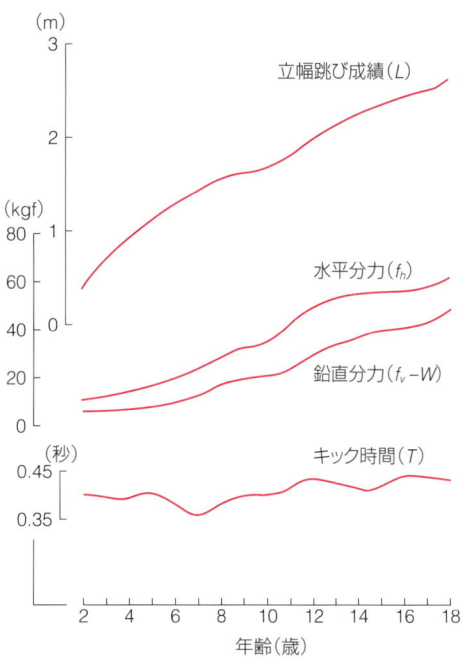

図105　立幅跳び成績とキック力の発達
（辻野ら（1974）より作図）

2 走幅跳び

走幅跳びでは,助走を利用して水平速度を増し,踏み切りで大きなブレーキ方向の地面反力を受けて跳ぶ.

腕・脚の振り上げの勢い(運動量)も身体の引き上げに役立つ.

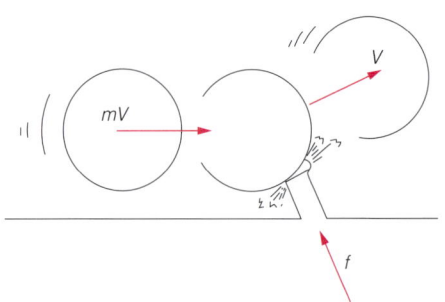

図106 走幅跳びのイメージ

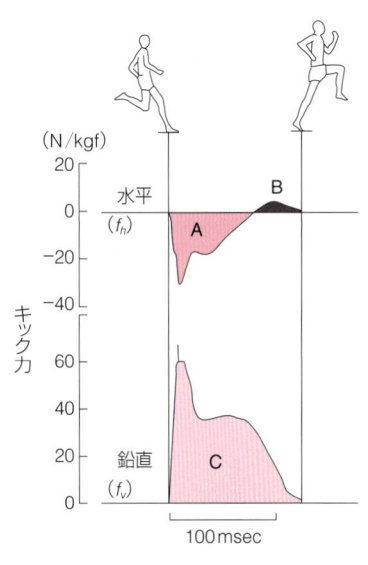

図107 走幅跳びのキック力(深代,1990)
水平分力(f_h)のほとんどがブレーキ(A)で,後方へ押す力(B)はわずか.

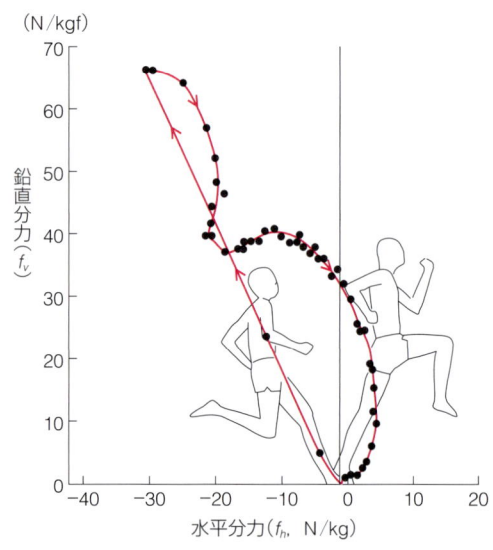

図108 キック力のポーラーカーブ(深代,1990)
図107の地面反力から,水平・鉛直分力を合成した合成ベクトルの軌跡を示した.

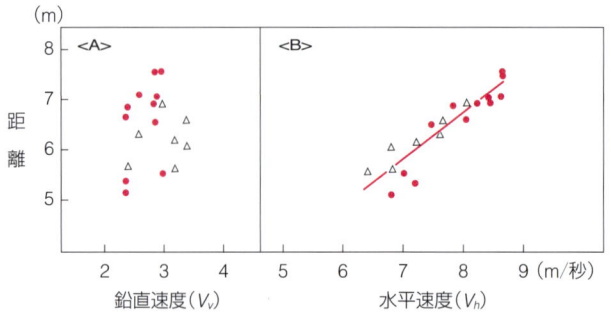

図109 走幅跳び成績と踏切時の鉛直速度(A),水平速度(B)との関係(松井ら,1973)

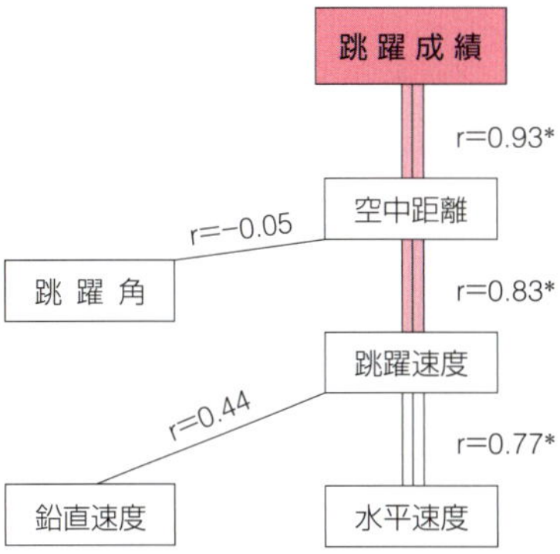

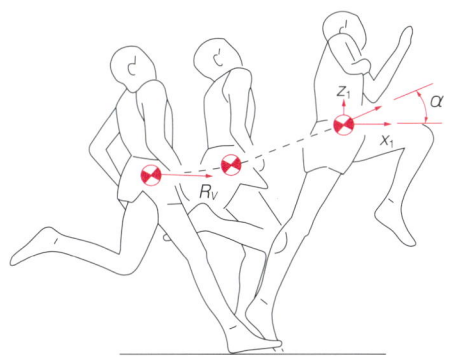

図110 走幅跳び成績と関係要因との相関
（Hayら，1986）
一流選手の踏切角は15〜25°である．

表9 パウエルとルイス選手の走幅跳び（深代ら，1992）

選手名	助走	水平初速度	垂直初速度	踏切中の水平速度の減少	跳躍角 $\alpha°$	最高記録(m)
M. パウエル	11.00	9.09	3.70	1.91	23.1	8.95
C. ルイス	11.06	9.72	3.22	1.34	18.3	8.91
日本MM	10.42	8.96	3.21	1.46	19.7	8.13

（速度：m/秒）

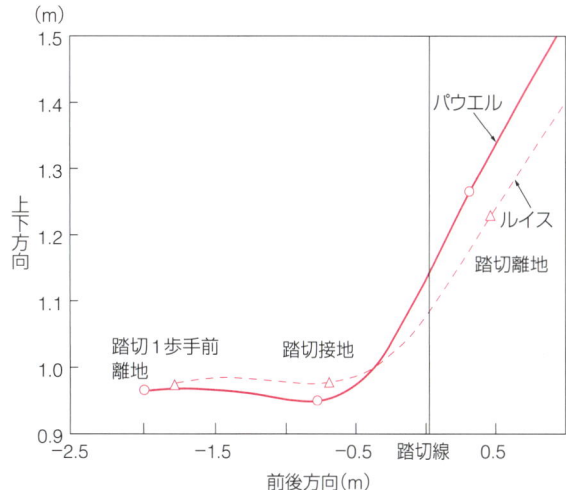

図111 M. パウエル選手の踏切
このときの記録が8.95mで当時の世界新記録を樹立した．

図112 パウエルとルイスの踏切中の重心移動
（深代ら，1992）

- C.ルイスと比べて，M.パウエルの特徴は，踏み切りで高く跳ぶこと（垂直初速と跳躍角が大）．
- C.ルイスの方が水平速度が大だが，低空飛行．
- 日本のMM選手は助走速度と水平速度が遅い．

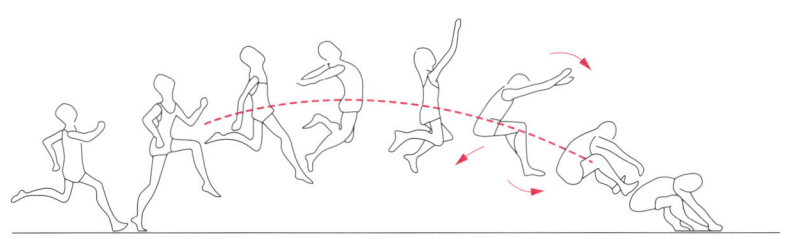

空中でジタバタしても重心の軌跡は変わらない．

図113 走幅跳びの重心軌跡

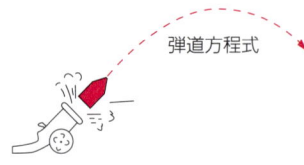
弾道方程式

6．投げる

最も一般的な「投げ」は，手の届かないところへ手で物を放ることである．スポーツでは，投げられるものがボール，砲丸，槍などで，投げられた物は放物線を描いて飛ぶ．

1　砲丸投げの力学

投射点より低い高さに落ちる場合

$$D = \frac{1}{g} V\cos\theta \left[V\sin\theta + \sqrt{(V\sin\theta)^2 + 2gh} \right]$$

投射点と同じ高さに落ちる場合

$$D = \frac{2V\cos\theta \cdot V\sin\theta}{g}$$

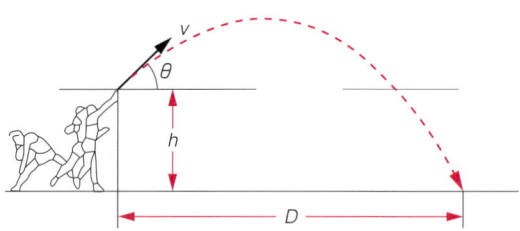

図114　投てきの3要因

砲丸投げの飛距離（D）を決定する最大の要因は初速（V）．
投射角（θ）や投射点の高さ（h）の影響は小さい．
- $h = 2.0$ m，$V = 10$ m/秒のときの最適投射角は約 40°．
- 投射角が 35°〜45°の間で変化しても D の差は 14 cm 程度（図115左）．
（$h = 1.8$ m としても最適角はほとんど不変）
- 速度が 1 m/秒違うだけで，D は約 2 m 変わる（図115右）．

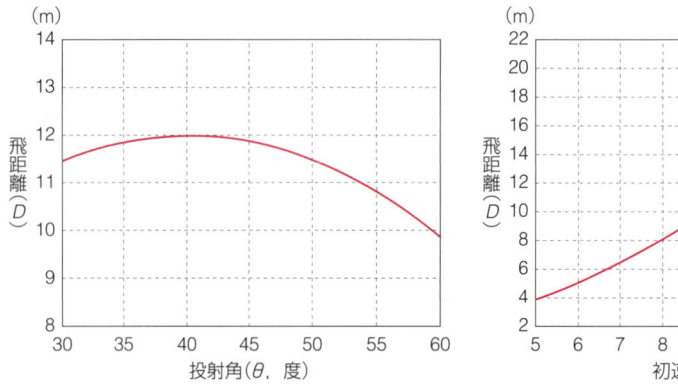

図115　砲丸投げの投射角と初速と距離（金子作図）

2 砲丸投げの2投法

・グライド投法（オブライエン投法）が一般的で，低い姿勢から勢いよく上体を起こして投げる．
・回転式投法は身体のすばやい長軸回りの回転によって投げる．
（回転式投法の方が日本選手向きか？）

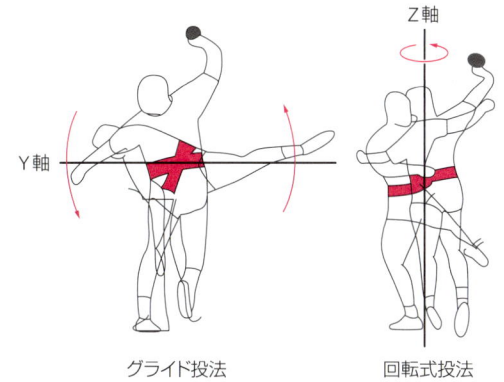

図116　2種類の砲丸投法（植屋ら，1992）

3 一流砲丸投げ選手の測定成績

表10　海外と日本の一流砲丸投げ選手の比較（植屋ら，1992）

	投射点の高さ (m)	投射角 (度)	投射初速 (m/秒)	記録 (m)
W.ギュンター（スイス）	2.20	36.1	14.31	21.67
O.U.（日本）	1.95	38.0	12.24	17.63

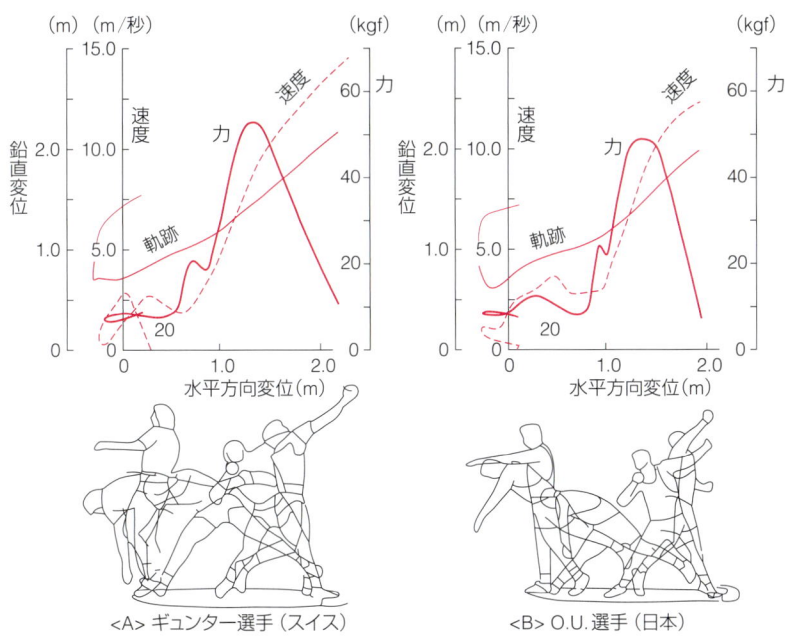

図117　一流選手の砲丸投げ動作と力学量の変化（植屋ら，1992）

4 ハンマー投げ

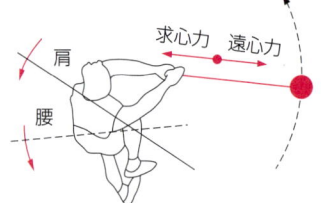

図118 求心力と遠心力

- 腰の捻りがハンマーを先導して回転速度を増す（図118）．
- ハンマーの回転において，つるからハンマーヘッドに伝えられる力のうち，回転の中心方向へ向かう力を求心力といい，回転運動を生み出す．そのとき，ハンマーヘッドの慣性によって，回転の外側に働くように感じる力が遠心力であり，その大きさは求心力と同じで向きは反対である．
- 遠心力（F）は，回転の角速度（ω）の2乗または線速度（V）の2乗に比例する．

$$F = mr\omega^2 = \frac{mV^2}{r} \quad (m：ハンマーの質量,\ r：回転半径)$$

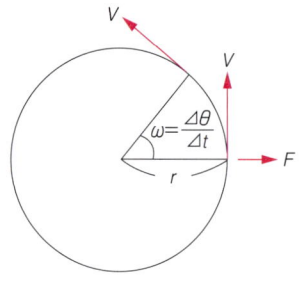

図119 遠心力（F）と線速度（V）

- 飛距離（D）は，$D = \dfrac{2V\cos\theta \cdot V\sin\theta}{g}$ で近似できる．したがって，最適投射角は45°に近い（43〜44°）．

ハンマー質量：7 kg　回転半径（r）：2 m　線速度（V）：20 m/秒

とすると，遠心力（F）は？

$$F = \frac{mV^2}{r} = \frac{7 \times 20^2}{2} = 1,400\ \text{N} \quad (約\ 143\ \text{kgf})$$

5 槍投げ

世界記録が100 m余になって危険なために，1986年のルール改正で槍の重心が前方に移動し，槍の飛距離が約10％低下した．

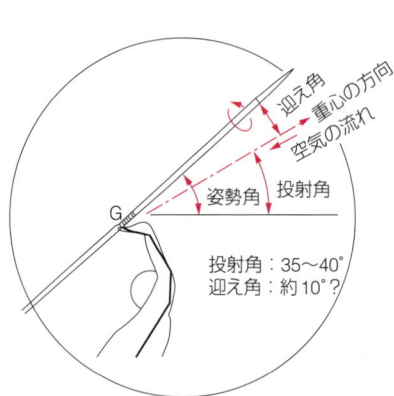

図120 槍投げにおける角度の定義
（Hubberd, 1989）

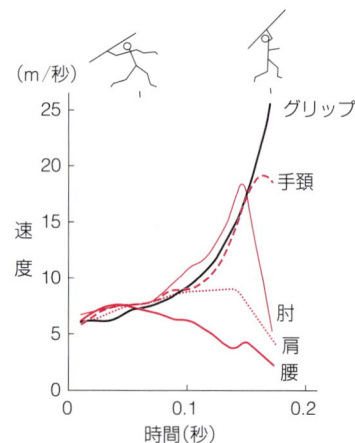

図121 槍投げによる身体各部の速度（金子ら，1983）
関節運動の減速開始が，腰，肩，肘，手頸，グリップの順であることに注意．

6 ボール投げ

投げる動作は,投球の目的やボールの大きさ,重さなどで異なるが,ボール投げ(図122,図123)では,ボールを後方に引く準備動作から,上体を捻り腰を前に送りつつ腕の水平屈曲によってボールを前方へ加速する.

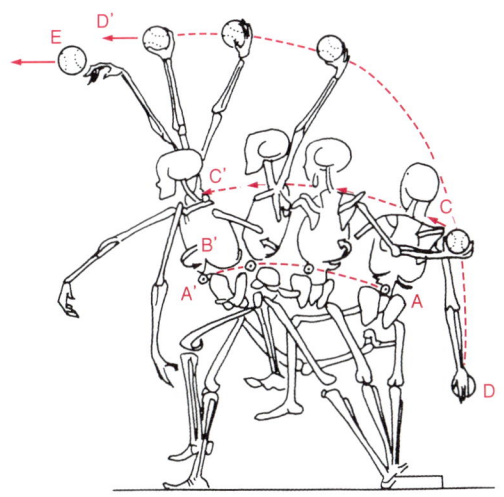

図122 投球動作(高木,1960)

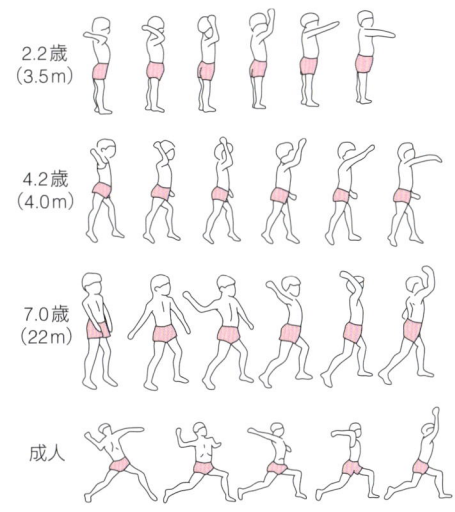

図123 投球動作の発達(辻野ら,1973)
腕だけで投げる(2.2歳)→両足を開き上体を少し倒す(4.2歳)→後方に腕を引き,左膝の屈曲,上体の捻転と前進によって投げる(7.0歳).これに磨きがかかる(成人).

- M_1,M_2,M_3 の順で質量が小さくなる.
- 筋(腱)では,弾性要素(E)だけでなく,収縮要素(C)もある点で,鞭(または釣竿)と異なる.
- ムチ(鞭)作用には,から竿作用とバネ作用が関係する(図126).
- この作用で先端部の速度が増大する.

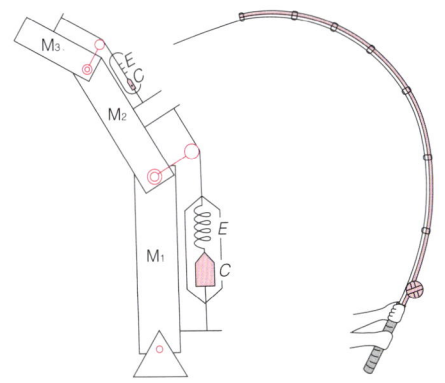

図124 からだのムチ(鞭)作用モデル(金子ら,1983)

7 正確に速く投げる

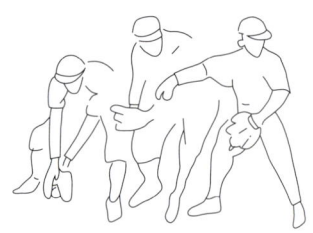

図125 捕・投の連続動作

- 野球内野手は，捕・投の連続動作を素速く行い，正確にボールを投げなければならない．このような動作を繰り返し練習すると，動作が変化してボールの軌跡が変わり，動作時間が短縮し，正確さも改善される．
- 動作（図126上段）は，（A）→（B）で定型化したものが再び崩れ（C），新たな定型化（D）が起こる．
（E）はつぎの段階に向かう前の崩れである．このように「定型化（反射化）」と「崩れ（再企画）」を繰り返しながら上達する．

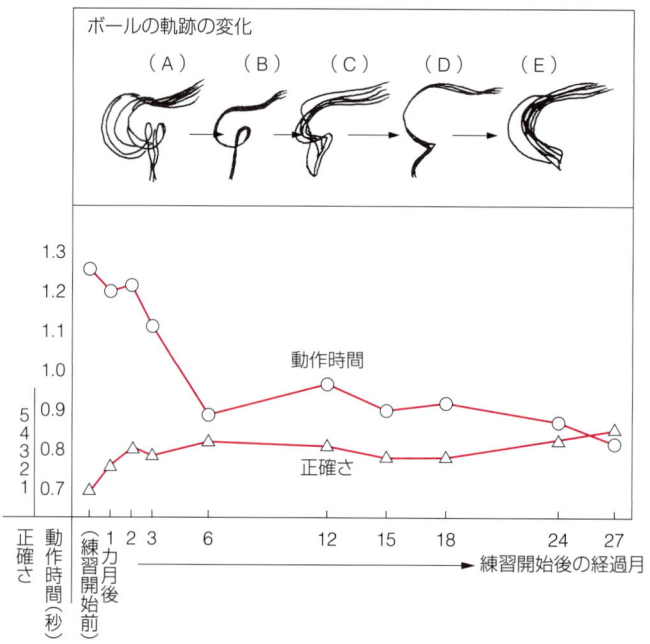

図126 捕球後の投球動作の習熟 (松永, 1974)
上段：捕球からボールのリリースまでのボールの軌跡の変化 (A→E)
下段：動作時間と的当ての正確さの変化

表11 ボール投げ（的当て）の成功率
（豊島と星川, 1976）

投げる距離	15m	30m	45m
野球選手	56%	31%	25%
一般学生	34%	1%	0.6%

- 熟練者と未熟練者の比較研究も，動作の習熟レベルの差を示すものである（表11）．
- 的が遠くになるほど成功率が低下する（力の調整と空間的調整の難しさ）．
- 野球選手の成功率は高く，遠くになるほど一般学生との差がハッキリする．
- 遠投能力に応じて的の位置を決めると，正確さにおける野球選手と一般学生との差がなくなる．

8 バスケットボールのシュート

- フリースローのようなシュートで,ボールがリングやボードに触れずに入る条件は,$d<D$,ただし $D=D_0 \sin \alpha$,
  $D_0=0.45$ m,$d=0.24$ m
  であるから,ボールが入ることのできる最小の進入角は,
  $$\sin \alpha = \frac{0.24}{0.45} = 0.533, \quad \alpha = 32°$$
  である.

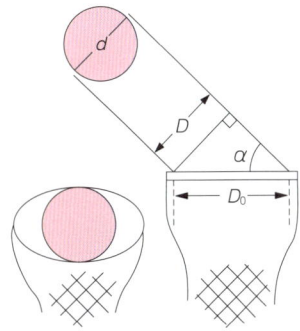

図127 ボールの進入角(α)とゴールの許容範囲(D)(石井,1976)

- 進入角(α)を大きくするには,投射角と投射速度を大きくして,ボールを高く投げ上げる必要がある.
- 約4m離れて,高さ2.13mのところからシュートする場合は,投射角が49〜55°のときに成功率が高い(図128).

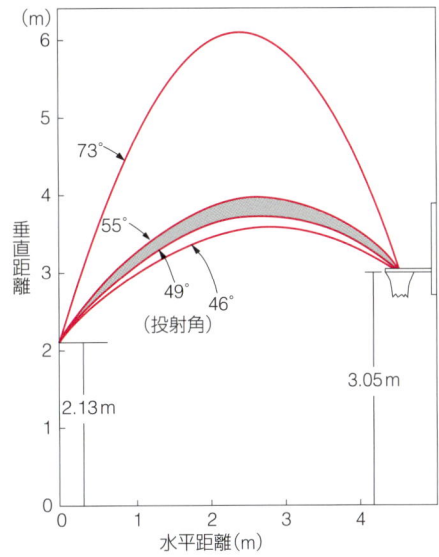

図128 フリースローの投射角とボールの軌跡(Hay(1973)より改変)
網かけ部分が成功率の高い軌跡の範囲を示す.

- フリースローやロングシュートでは,バックスピンをかけることが多い.ボードに当たったボールは,逆回転のために強い摩擦力を生じ,跳ね返り方向が下方に向く.
  (図129＜A＞)
- 跳ね返り方向の変化は,ボールの縁とボードとの衝突で,接点を中心にボールの中心が下方に回転すると考える.
  (図129＜B＞)

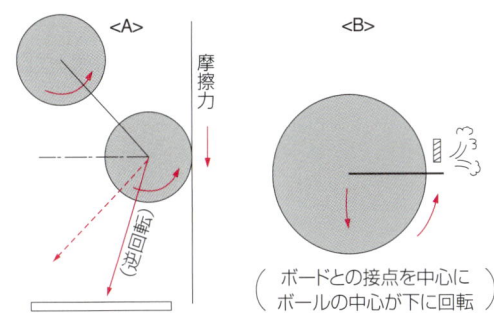

図129 逆回転ボールの反発方向(金子作図)

9 相手を投げる

相撲や柔道では「相手」を投げる．「崩し」から「掛け」の過程における力の相互作用は複雑だが，単純化するため相手を剛体とみなし，主な作用力を考えてみよう（図130，図131）．

- 相手を引き手の力（F_1）で崩すと，足先（O）を中心とした回転力（f_1）が生じ，体重（W）の分力（f_2）の回転力とともに相手が転倒しそうになる．

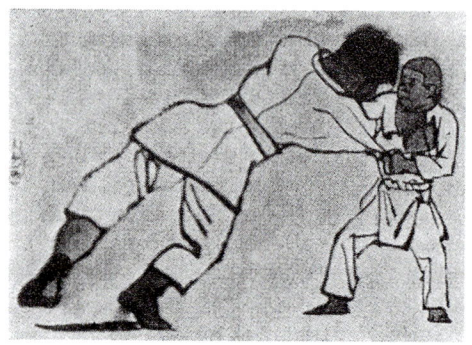

図130 柔の理で崩し投げる（松本，1975）

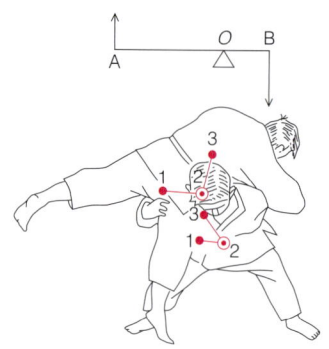

図131 肩車における重心の軌跡（松本，1966）

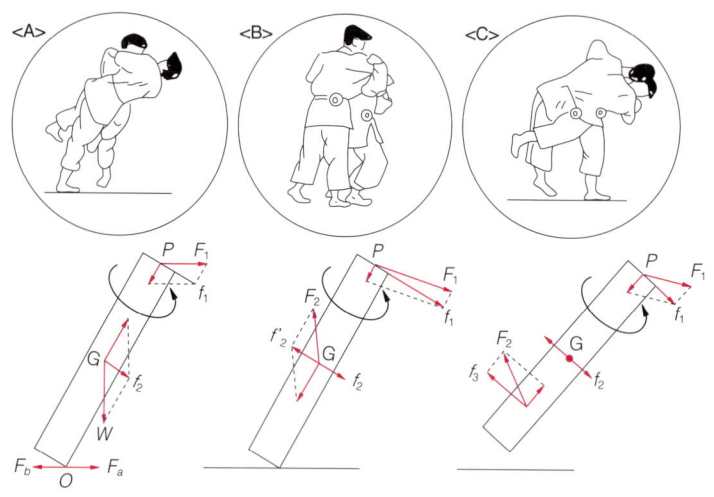

図132 柔道投げ技における重心位置（上段：松本，1966）と，主な力の作用（下段：金子作図）

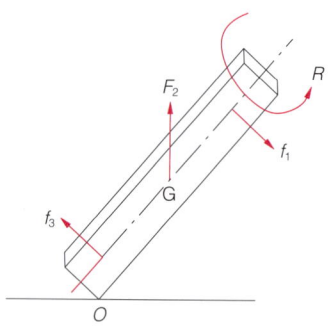

図133 投げ技にみられる主な作用力
f_1：支点 O まわりの回転力，R：長軸まわりの回転力，F_2：相手を持ち上げる力，f_3：相手の足に加える回転力．

- 小外掛け（図132A）では，相手が足先の支点を前方に進めて安定を得ようとする（F_a）のを阻止する（F_b）．
- 背負投げ（図132B）では，腰で相手の腰の前進を止めて（$f_2 = \Leftrightarrow f_2'$），浮かし（$F_2$），$f_1$ とともに回転させる．
- 払腰（図132C）では，足のすり上げ（F_2）で回転を促進する．
- どの投げ技でも共通に，「相手を捻る力（R）」が大切．

7. 打 つ

1 竹刀で打つ

剣道の打撃における竹刀の動き（図134＜A＞）には，並進運動＜B＞と回転運動＜C＞が含まれている．

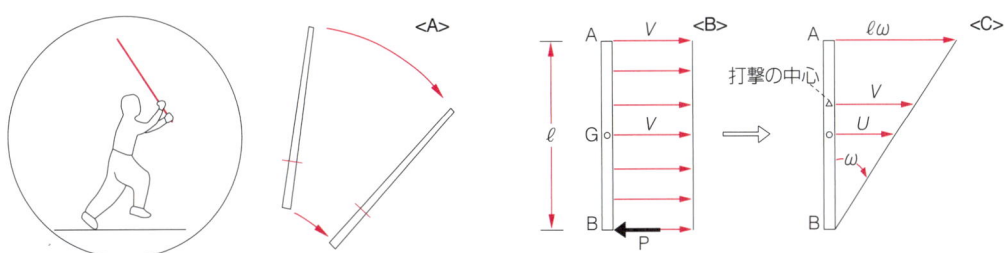

図134 剣道の打撃における並進運動と回転運動（小林，1966）

◆ 剣道の熟練者と未熟練者

・熟練者は肩－肘－手頚の順に鞭（むち）のように竹刀を振り下げる．
・熟練者では，前足着床と同時に打突．未熟練者は打突前に着床する．

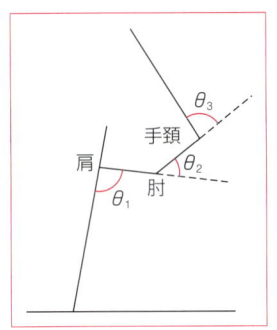

図135 角度の計測点
（青山，1967）

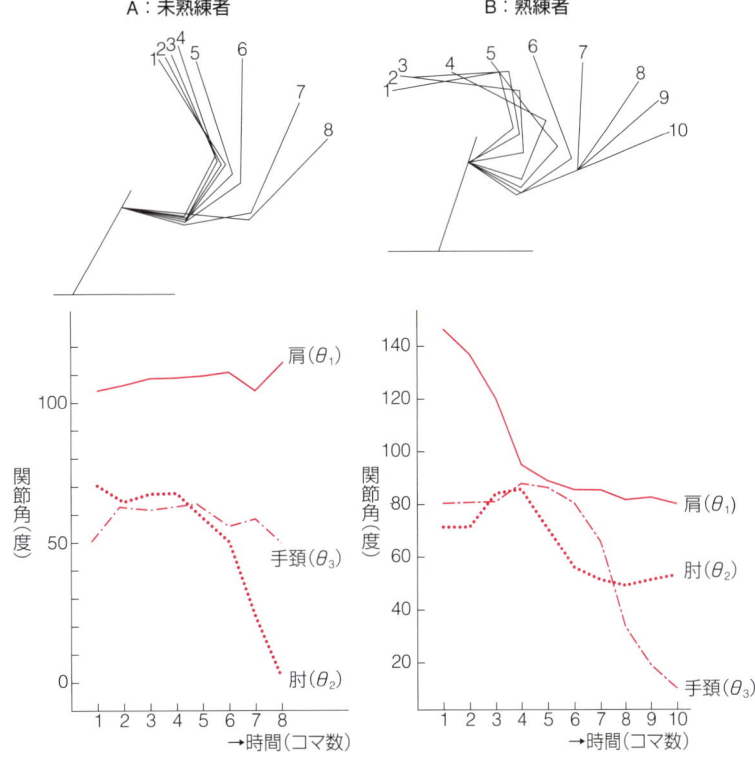

図136 剣道における竹刀の振り下げ動作（青山，1967）

2 手で打つ

手や打具で「打つ」運動の特徴は,打撃動作を通してボールなどの物体に衝撃力を加えるところにある.

打つ動作は,バレーボールのスパイクや空手の例(図137,図138)にみられるように体幹部に近い肢分節(上腕)の動きが先行し,これを末端部の動きがフォローする形で行われる.

このような動作系列は,自動車のギア・システムにも似ている.最初は体幹や脚の強い力で始動し,速度の増加とともに末端部の小筋群にあるハイギアに切り換わることを意味している.この点は,バッティングのような打具を用いた打撃動作においても,「投げ」動作においても共通である.

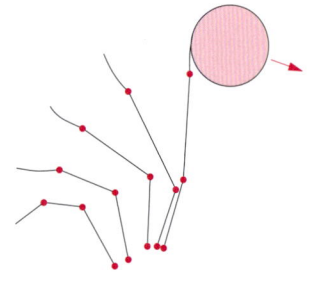

図137 バレーボールのスパイク

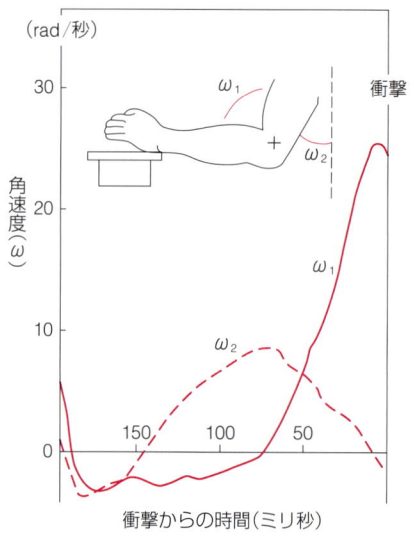

図138 空手動作における肩と肘関節の角速度
(CavanaghとLanda,1976)

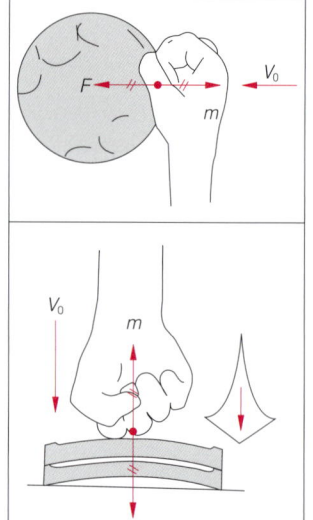

図139 打撃と衝撃力(金子作図)

3 拳の固さと衝撃力

バレーボールのスパイク,ボクシング,空手等では,手で物体に衝撃力を与え同じ大きさの反力を手に受ける(作用・反作用の法則).図139のように,力 F を時間 t だけ作用させたとすると,「運動量の変化は力積に等しい」から,

$$mV - mV_0 = Ft$$

最終速度(V)がゼロなら(最終速度を V とすることに注意!),

$$F = \frac{-mV_0}{t} \quad \cdots\cdots\cdots\cdots (1)$$

という衝撃力を受ける(第Ⅰ章5.4参照).

4 打撃の"鋭さ"と"重さ"

◆ 衝撃力

(1) 式のとおり，運動量（mV_0）が一定の場合には，拳（こぶし）を固くして接触時間（t）を短くすればするほど衝撃力は大きくなる．逆に拳をゆるめたり，グローブをはめたり，ボールの空気が少なかったりすれば，tが延長，Fが減少する．

> ・衝撃力の相違（例）
> バレーボールのスパイクとフェイント
> サッカーのシュートとトラッピング
> バッティングの強打とバント

上記の例は，運動量（mV_0）の変化だけでなく，接触時間（t）の長短を調節することによる衝撃力の変化を示唆している．

強い衝撃力を与えるのに，インパクトの瞬間に諸関節を固定することが重要なのはこのためである．

ボクシングにも破壊力を持った鋭いパンチと，相手の身体を弾ねとばす重いパンチがある．前者は衝撃力の最高値が大きく，後者は力積が大であると考えられる（図140）．

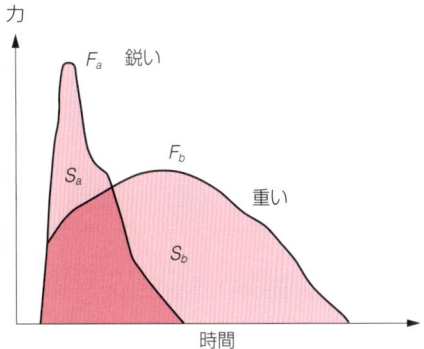

図140 鋭いパンチと重いパンチの力の違い（金子作図）
鋭いパンチは力が大（$F_a > F_b$），重いパンチは力積が大（$S_a < S_b$）．

表12 空手家（7段）の衝撃力（道原，1978）

拳で突く（右手右足前）	514.2 kgf
拳で突く（右手左足前）	578.5 kgf
足　刀（蹴り込む）	835.6 kgf

◆ 空手の衝撃力

空手家の衝撃力は，500〜800 kgf（約5,000〜8,000 N）にもおよぶと言われる（表12）．この力が破壊力を持つのは，手刀，足刀，拳の先端などのような小さな面積に力を集中させて打ち，力を分散させないからである（図141）．

積んだ瓦や氷柱を割るときは，一枚を割るに十分な力を持続して次々と割っていく（図141）．

相手に与える衝撃が大きければ，自分に弾ね返る力も大きい．これを受け止めるには，身体で押す勢い（運動量），関節固定，足の踏張りが重要である．

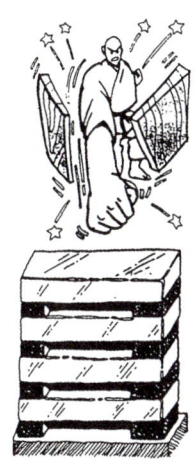

図141 空手家の打撃（吉福，1998）

5 ボールを打つ

(1) 運動量保存の法則

- ある2つの物体 (m_1, m_2) が衝突したとする (図142).
  図の右方向を (+) とすると,
  $$m_1 側: -F_1 \cdot \Delta t = m_1 (V - V_0)$$
  $$m_2 側: F_2 \cdot \Delta t = m_2 [U - (-U_0)]$$

両側に作用する衝撃力は, 方向は反対だが大きさが等しい ($F_1 = F_2$) ので,
$$-m_1 (V - V_0) = m_2 (U + U_0)$$
または,
$$m_1 V_0 - m_2 U_0 = m_1 V + m_2 U$$
　　（衝突前）　　　　（衝突後）

すなわち, 両物体の衝突前の運動量の和は, 衝突後の運動量の和に等しい.

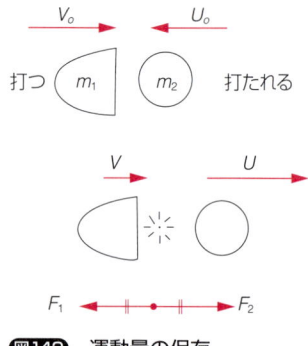

図142 運動量の保存

(2) ボールの反発係数 (図143)

ある高さから固い床面にボールを落としたときの, 接近速度 (V_1) に対する離脱速度 (V_2) の比を反発係数 (e) という.

$$e = \frac{離脱速度}{接近速度} = \frac{V_2}{V_1}$$

したがって, よく弾むボールほど反発係数が大.

- しかし, どんなボールでも, まったく同じ高さに戻ることはない ($V_2 < V_1$, $e < 1$). この反発係数は, ボールの材質によって変わる (表13) だけでなく, 衝撃の強さによっても変わる (図144).
- すなわち, 低い所から落とせばゴムボールの方がよく弾む (e が大) のに, 高い所から落とすと硬式野球ボールの方がよく弾む.
- ゴルフボールも, 強い衝撃のときによく弾むように作られている ($e = 0.5 \sim 0.9$).

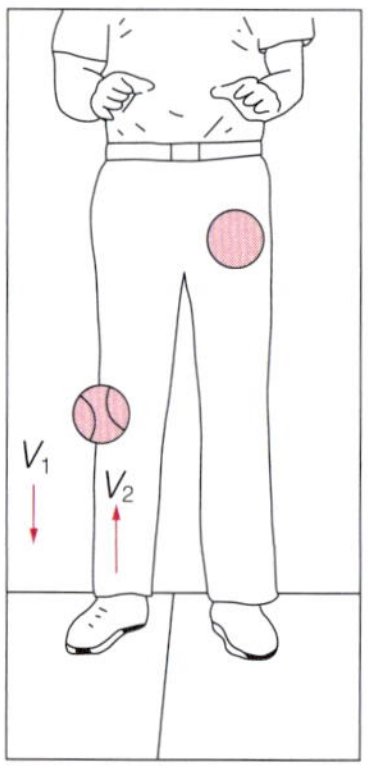

図143 ボールの反発係数

表13 高さ1.83mから落としたときの反発係数 (Hayら, 1986)

バスケット・ボール	0.76
サッカー・ボール	0.76
バレー・ボール	0.74
テニス・ボール	0.67
ソフト・ボール	0.32

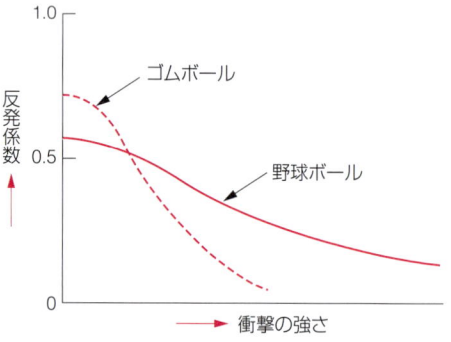

図144 衝撃の強さと反発係数 (河村, 1972)
強い衝撃力では, ゴムボールより硬式野球ボールの方がよく弾む.

（3）ジャスト・ミート

ボールが打具の"よいところ"に当たると，グリップに伝わる衝撃が小さい．このように，グリップに加わる衝撃が最も小さくなる打撃点を「打撃の中心」という（図145）．

打撃の中心にボールが当たることを俗に「ジャスト・ミート」といい，この時ボールに最も効果的な衝撃力が与えられる．

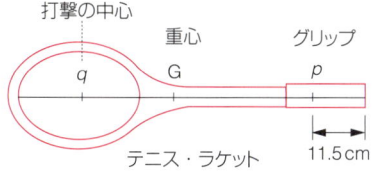
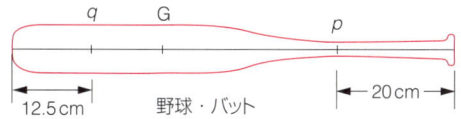

図145 打撃の中心（q）の位置
（Plagenhoef，1973）

（4）テニス

ラケットにストレインゲージを貼って，ボールの打点による歪（振動）を検出すると，熟練者の打点がラケットの中心に当たっていることがよくわかる（図146）．

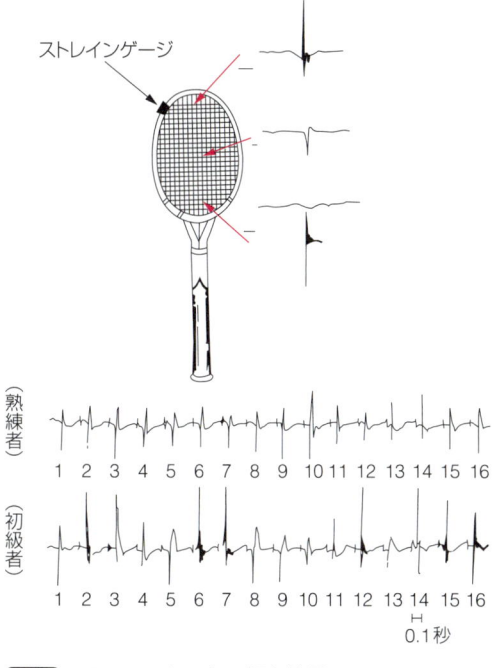

図146 テニスラケットの打点位置
（Ohmichiら，1979）

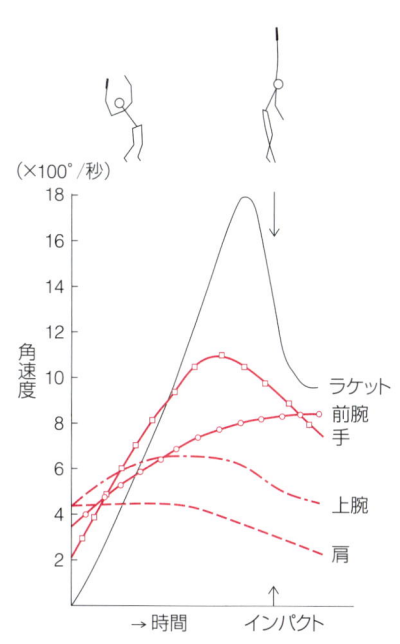

図147 テニス・サービスの動作（ArielとBradenの原図をEriot（1989）が改変）
（ここにも"ムチ作用"がみられる）

（5）ゴルフ

・ゴルフスイングでは，バックスイングにおける体重移動や体幹のひねり（コイリング）や，ダウンスイングにおけるから竿作用が重要．

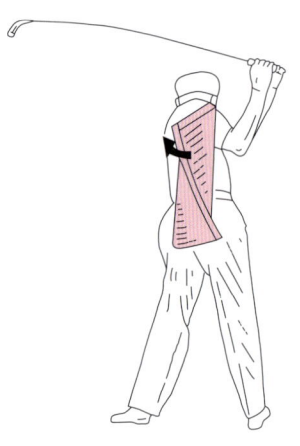

図148　ゴルフスイングにおけるコイリング

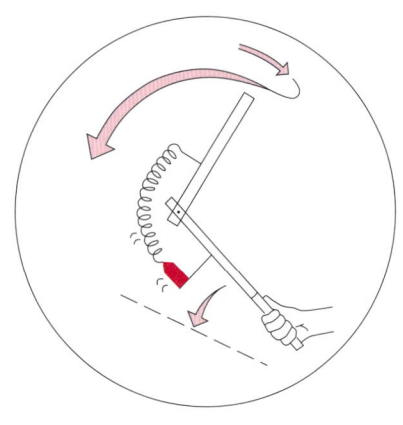

図149　バネ作用とから竿作用の合成（金子作図）

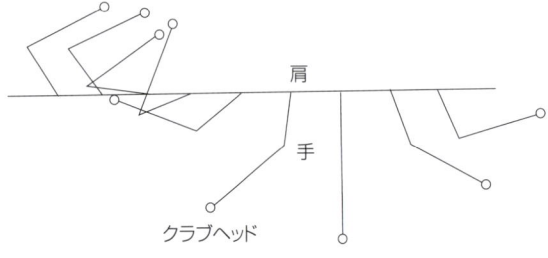

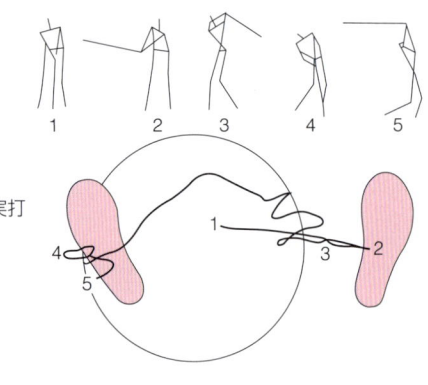

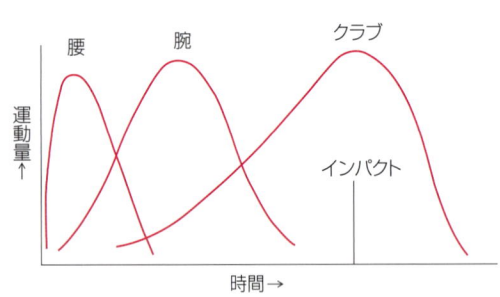

図150　青木功プロの動作（上段）と運動量（下段）（増田，1984）
上段の動作と下段の運動量（mV）の対応に注意．

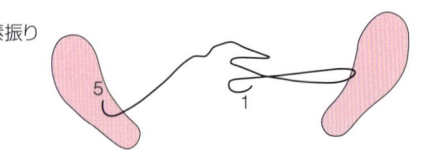

図151　ゴルフスイングにおける足圧中心の移動（川島，1991）
図は上級者の実打と素振りの例で，初心者は一般に，左右前後の移動が少ない．

6　打撃の効果

一般にボールを打つ運動の効果は，ボールに与える速さと方向（正確さ）によって決まる．打たれたボールの速さ（V）は，ゴルフのように静止したボールを打つ場合は次式のとおり．

$$V = \frac{MV_0(1+e)}{M+m}$$

Mはクラブ・ヘッドの質量，mはボールの質量，V_0はヘッドの速度，eは反発係数となり，ヘッドの速さが2倍になればボールの速さも2倍になる．

表14　種目別，インパクト時間と衝撃力

種　目	インパクト時間(秒)	衝撃力(N)	
野　球（硬　式）	0.001	10,000	（筑波大）
ゴルフ（ドライバー）	0.0004〜0.001	7,000〜10,000	（河　村）
テニス（硬　式）	0.002	1,500	（渡辺と池上）
テニス（軟　式）	0.003	500	

- 打撃点に加わる力（衝撃力）は，野球のバッティングやゴルフのショットでは10,000 N（約1,000 kgf＝1トン）にもなるといわれる．
- 打撃中に荷重を左→右→左と移動させ（図152下段），右足荷重のとき右足で右に力を加え体を投手へ向け（図152中段），フォワードスイングでは右足と左足で前後方向に突っ張り（図152上段），体を捻る．

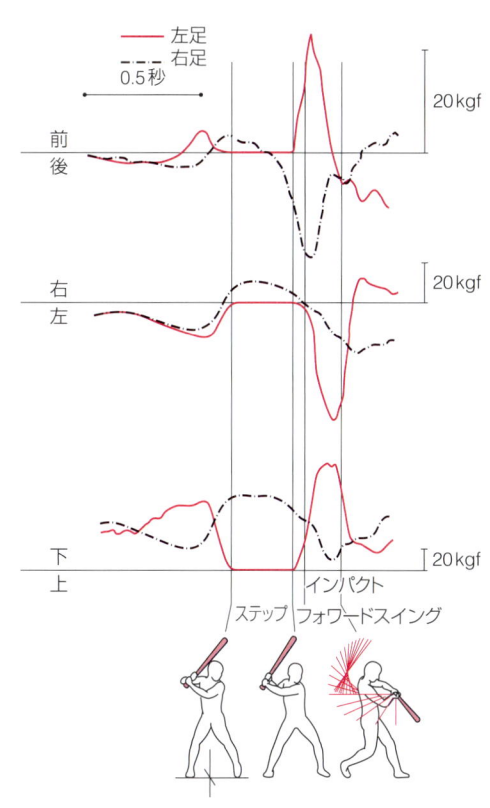

図152　打撃時に3方向へ蹴る力（平野と宮下，1983）
（前：体前方，右：捕手方向，下：鉛直下方）

7 ボールの回転と軌道の偏向

ボールに回転が与えられると，軌道が偏向したり，飛距離が変化したりするのは何故だろう？

表15 野球投手の球速とボール回転速度（WattsとBahill，1993）

球　種	球　速 (km/時)	平均的回転数 (rpm)
直　球	135〜155	1,600
スライダー	120〜135	1,700
カーブ	110〜130	1,900
チェンジアップ	95〜110	1,500
ナックルボール	95〜110	25〜50
草野球仲間	65〜 80	
7〜8歳の少年	50〜 65	

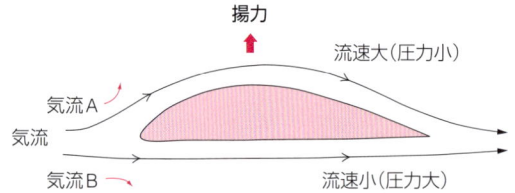

図153 気流の流速の違いと揚力

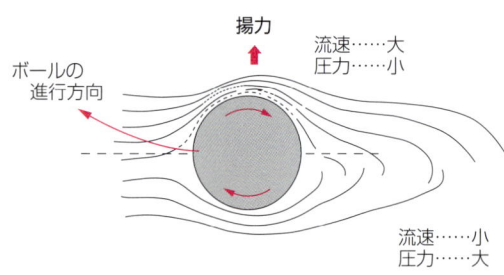

図154 回転するボールの偏向

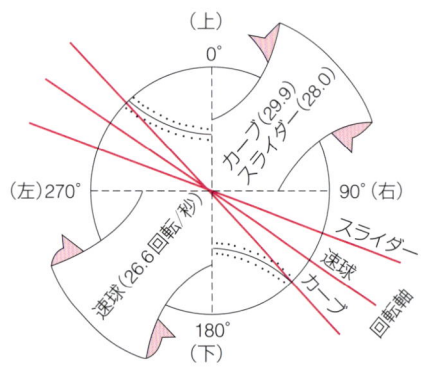

図155 カーブなどの回転方向と回転速度（Hay，1973）

◆ 気流による揚力

気流AはBより遠回りのため速く流れる．流側が速い側が相対的に陰圧となり揚力を生ずる．
（静止物体に対するこのような効果をベルヌーイの定理という）．

◆ ボールの回転と軌道

気流と回転の方向が一致する上側の流側が速くなり，このために圧力が減ってボールが上方に引かれる．
このような回転に伴う偏向は，とくにマグヌス効果と呼ばれる．

◆ 野球ボールの回転の軌道

・後方からみて，時計回りの回転軸が垂直に近づけばカーブ，水平に近づくとスライダーやドロップになる．その逆回転は速球やシュート．速球がやや浮き上がるのは逆回転だからである．

☆回転しないフォークボールやナックルボールが怖いのは何故だろう？
　回転がないと不安定になるので，縫目によるマグヌス効果，重力による影響を受けやすくなるからか？）

8 回転による揚力と飛距離

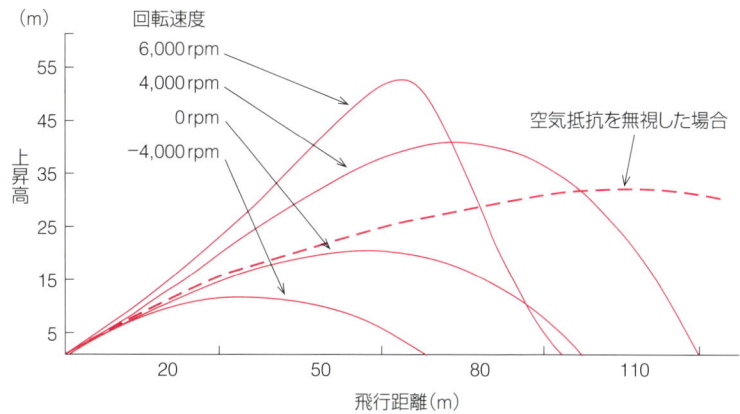

図156 野球ボールの回転速度による揚力と飛距離（WattsとBahill，1993）

◆ **ゴルフボール**

ディンプルのあるゴルフボールにバックスピンをかけると，著しい揚力が発生する．バックスピンと高所からの落下により，ボールがよく止まる．

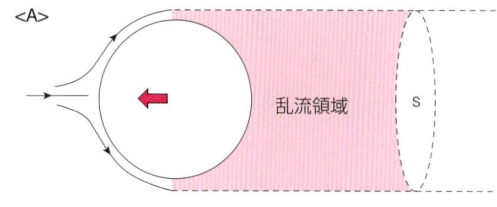

図157 ゴルフボール凹凸（ディンプル）効果
（高木（1983）より改変）

ツルツルのゴルフボール図158＜A＞より，ディンプル（凸凹）のあるボール図158＜B＞の方が乱流領域が狭い．
また，ディンプル付近に生ずる小さな乱流が，後方の大きな乱流を剥ぎとる効果も考えられている．

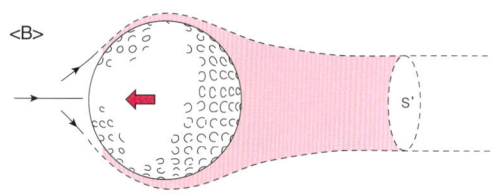

図158 ゴルフボール周辺の空気の流れ
（高木，1983）

8. 蹴 る

「蹴る kicking」という運動は，足を使って他の物体に衝撃力を与える運動であり，力を受ける物体には，地面（陸上競技），水（水泳），相手（格技）などさまざまであるが，ここではボールを蹴る運動を取り上げる．

1 蹴る動作

- ロングパントでは，キック脚の腰と膝にいわゆる「ため」をつくって，水平方向の距離を調節している．
- ハイパントでは，腰の屈曲と膝の伸展が早期に開始し，インパクト時には膝が最大に伸びている．

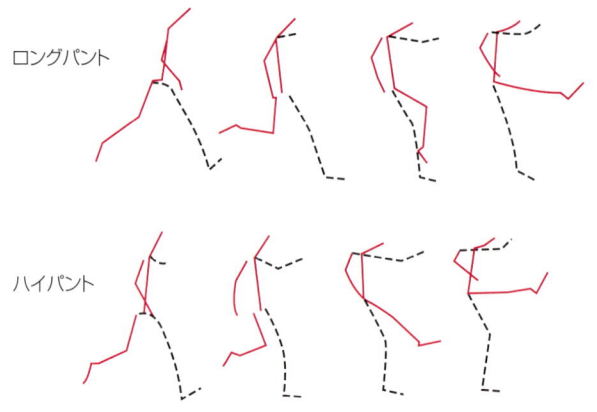

図159 ラグビーにおけるパントキックの動作（辻野と小田，1990）

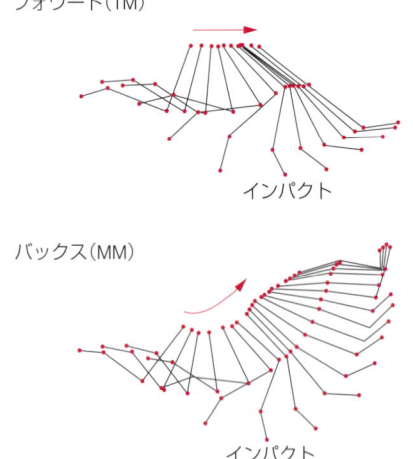

図160 サッカーにおけるフォワードとバックスのインステップキック（田中，1966）

- サッカーのフォワードのキックは，腰を水平に押し出しながら，膝・足も水平前方に押し出すように蹴る．
  —— シュートやショートパスに有利
- バックスは，腰を回転しながら，膝・足の軌跡が円弧を描くような蹴り方をする．
  —— 相手の頭上を越えて，遠くに蹴るのに有利
- 一般に，熟練した選手ほど，腰を前に進めながら，足首をよく伸ばして蹴る（戸苅ら）．

2　サッカーのキックとボール・スピード

図 161 から，次の事柄を学ぼう．

① 足のスイングスピードの範囲は，熟練者も未熟練者もほぼ同等．

② しかし，同じスイングスピードでも，ボール・スピードは熟練者の方が大きい．何故か？

③ 図 161 の (1) ～ (4) の直線は表 16 の条件における理論値である．この理論値から，関節固定の重要性を理解することができる．

④ 関節固定による衝撃力の増加については，運動量と力積の関係 ($F = \dfrac{-mV_0}{t}$) を想いだそう！

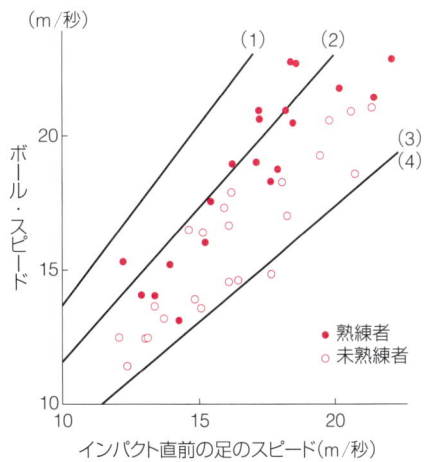

図161 インパクト直前の足のスピードとキックされたボール・スピードの関係（戸苅ら，1972）

表16 図161の (1) ～ (4) の条件（渋川，1973）

条　件	膝関節	足関節
(1)	固　定	固　定
(2)	自　由	固　定
(3)	固　定	自　由
(4)	自　由	自　由

3　キック運動の効率

$$効率 = \frac{仕事}{エネルギー消費} \times 100 (\%)$$

図 162 からの次のことが示唆される．
① 同じボール・スピードを与えるのに，熟練者の方がエネルギー消費が少なく，効率が高い．
② 効率が最も高くなるのは，熟練者の方が大きなボール・スピードのときである．
また，効率のよい人ほど，キックも正確（浅見ら）．

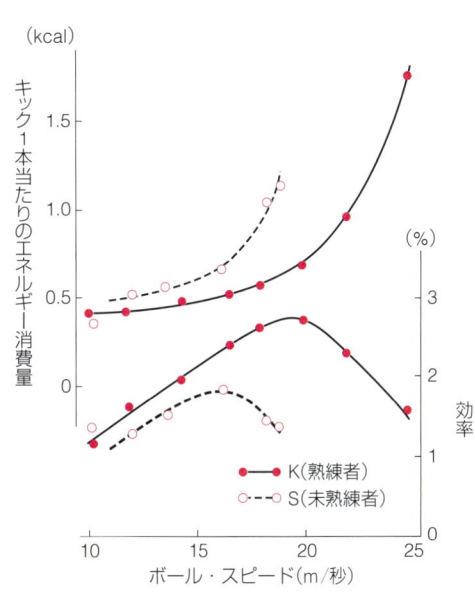

図162 ボール・スピードとエネルギー消費量，効率の関係（浅見，1976）

9. 泳 ぐ

動物の生活は水中ではじまったが，進化した人間は一定の技術を身につけないと泳ぐことはできない．

泳ぐ運動は陸上運動と以下のようにさまざまな点で異なる．

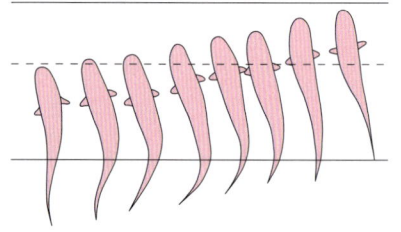

図163 魚の運動（Gray，1963）
魚の尾は，まるでしなやかな和船の櫓（ろ）のように，後方で揺れ動くことによって水を押し，推進力を得ている．

- 泳ぐには浮くことが前提になる．
- 水抵抗（粘性抵抗）に対して力を加え，その反作用で前進する．
- 水平位になって水抵抗を少なくし，腕と脚を使って推進力を得る．
- 水抵抗は，前進に対しては（空気より）大きな抵抗を与え，キックに際してはそのエネルギーを吸収するので，効率の悪い運動となる．

1 浮 く

浮き身は，泳ぎの前提であり，生命を守るうえでも重要である．

（1）浮 力

- 水中の物体は，周囲から圧力を受けている．その圧力は下側の方が大きいので，圧力の合力は鉛直上方に働く．この合力を**浮力**（buoyancy）といい，その作用点を浮心という．
- 浮力の大きさは，物体の押しのけた水の重さに等しく，重力と反対方向に作用する（アルキメデスの原理）．
- 身体が浮くか否かは，重力と浮力の関係すなわち比重で決まる．比重とは水の重さを1とした物体の相対的な重さであり，数値は密度に等しい．

$$比重 = \frac{物体の重さ}{同体積の水（4℃）の重さ}$$

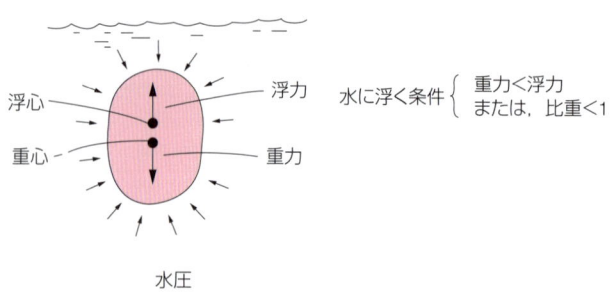

図164 浮力と重力

- 身体組成別の比重（表17）では，脂肪だけが水より軽いが，他の組織は水より重い．したがって，体脂肪の多い人は浮きやすい．
- 全身を水に沈めて比重を測定した値が表18（肺の空気（浮袋）の影響は計算で除く）．
- 成人では一般に，水よりやや重いとされている．
　体脂肪は体重の約10〜20％だが個人差が大きく，女性は男性より多い．
- 比重が1より大でも浮くことができるのは，肺の空気（浮袋）による．

表17 身体組成と比重
（小林，1960）

骨	2.01
爪，毛	1.20〜1.30
筋肉	1.06
脳	1.04
脂肪	0.94

表18 身体比重
（水野と高橋，1960）

年齢(歳)	男性	女性
10	0.967	0.970
15	0.993	0.988
20	1.030	1.030

（2）浮き身（図165）

- 腕を体側において仰臥位の姿勢になると，重心の方が浮心より足に近いため回転力が生じ，足が沈む＜A＞．

- 腕を頭上に置くと，重心が頭の方に移動し，浮力と重力の作用線が一致して水平に浮くことができる＜B＞．

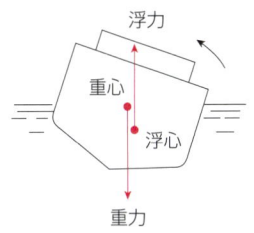

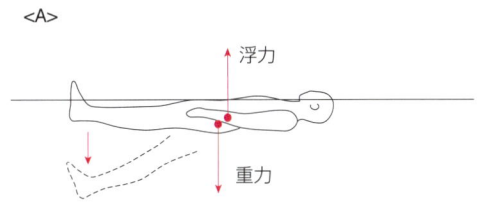

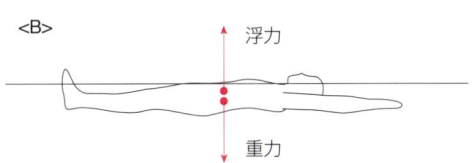

図165 浮き身

2　人体水抵抗

水泳中の実際の抵抗を知ることは困難なので，図166のようにして人体水抵抗の測定が行われている．

一般に粘性抵抗（R）は次式となる．

$$R = \frac{1}{2}kV^2$$

"k" には抵抗面の大きさ，型などが関係する．図166の姿勢による抵抗の実側値が図167，すなわち，

$$R \fallingdotseq 2.5V^2$$

であり，水抵抗はスピードの2乗に比例する．
（外国選手と日本選手に差のないことに注意！）

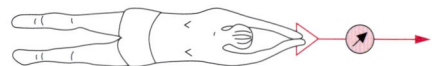

図166　人体水抵抗の測定

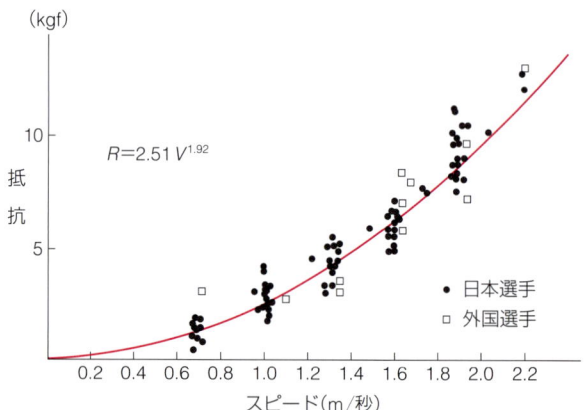

図167　人体水抵抗の日本選手と外国選手の比較（宮下，1970）
　　図中の実測値は頭部が水中にあるときの値．

3　推進力の発生

四肢の運動によって，進行を妨げる水抵抗以上の力を生み出し，これを推進力として進む．

水泳では，

$$\begin{bmatrix} 腕のかき \\ 脚のキック \end{bmatrix}$$ で，推進力を生み出す．

腕と手で水を押す（f）とその水平分力（f_h）の反作用が推進に役立つ（f_h は腕が垂直位のとき最大）．

脚のキックでは，左右脚のキック力（F_1，F_2）の水平分力（$F_{1h}+F_{2h}$）が推進力となる．その鉛直分力（F_{1v} と F_{2v}）とは互いに相殺するので，脚が沈んだり浮いたりしない．

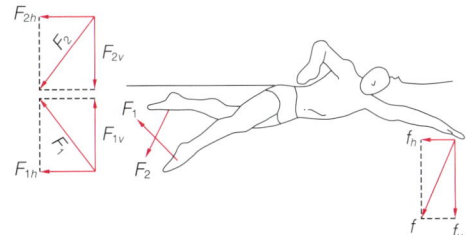

図168 自由型における推進力（Karpovich，1935）

4　腕のかきによる推進

- 手の動作は，手刀で切り込むように，水の抵抗を少なくして入水する（クロール泳では母指側から，背泳では小指側から入る）．
- 推進力の 60～70％ は腕のかきに負っている（宮下）．

<A> 自由型

<B> 背泳

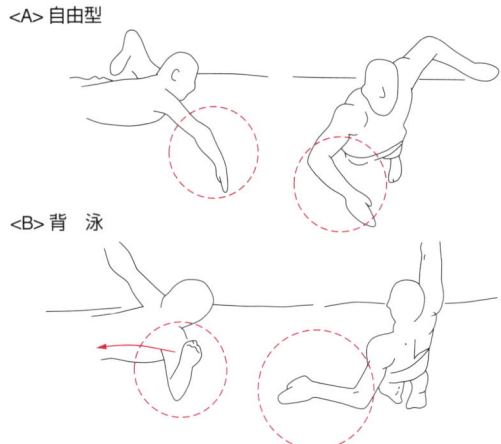

図169 自由型と背泳における腕のかき手を椀型にし，肘を屈して水をキャッチする（Hay，1973）

 魚の推進力

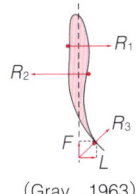

(Gray, 1963)

魚は尾びれの力の反力（R_3）の分力（F）によって進む．同時に発生する側方分力（L）は，R_1，R_2 によって相殺され，回転せずに進むことができる．

5　脚のキックによる推進

- ムチ動作型のキック動作が，団扇（うちわ）の動きや魚の尾ひれの動きに似て，推進力を生む．

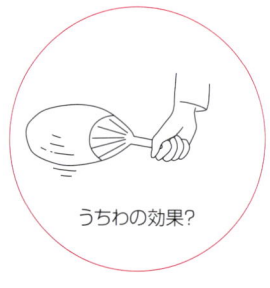

うちわの効果？

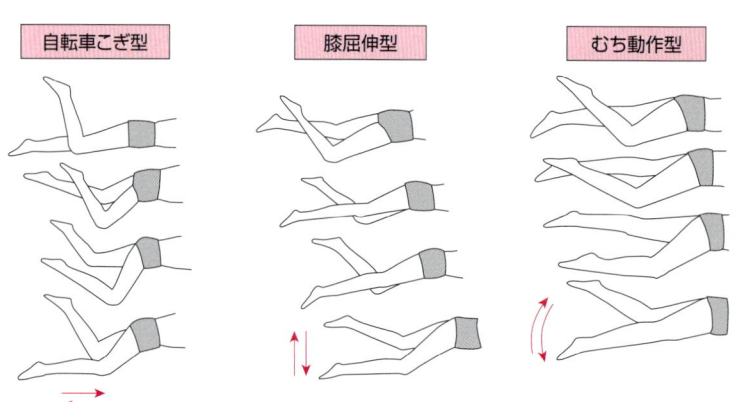

図170　発育発達過程でみられるバタ足の型（合屋ら，1992）

6　水中牽引力

水泳中の真の推進力の測定は困難なので，水中牽引力の測定がよく行われる（図171）．

男子選手の全力泳における牽引力（図172）は，（クロール）＜（平泳ぎ）である．にもかかわらず，クロールの方が速いのは水抵抗が平泳ぎにおいて大きいことによる．

クロールでは腕の方が，平泳ぎでは脚の方が大きな牽引力を発揮する．

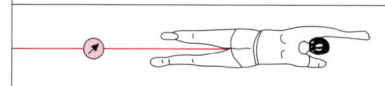

図171　水中牽引力の測定

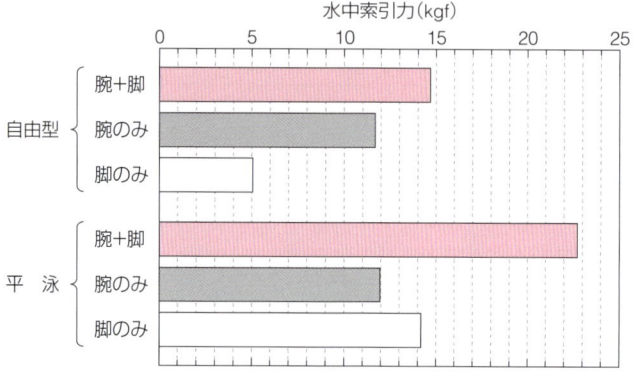

図172　水中牽引力（MosterdとJongloed（1964）より金子作図）

7 水泳スピード

水泳における1かきの時間(P_t)と距離(P_d)は,P_tがピッチの逆数に,P_dがストライドに対応する.

$$泳スピード(V) = P_d \times \frac{1}{P_t}$$

- クロールのスピードの差は,P_dと関係が深く,優秀選手ほどスピードが大きくP_dが大きい.
- しかし,P_tは初心者においてのみスピードの増加とともに減少(ピッチ増加)するが,選手ではスピードに関係なくほぼ一定である(図173).

ランニングのピッチとストライドの関係によく似ていることに注意!

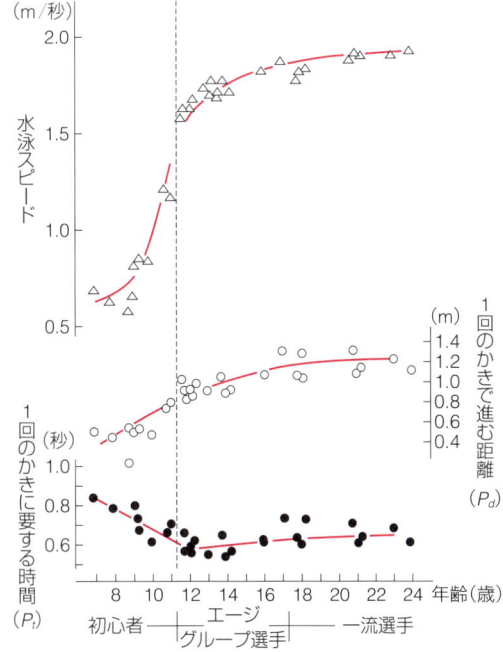

図173 クロールのスピード,1回のかきの時間と距離
(Miyashita,1975)

8 クロール泳の巧みさ

図174において,クロールの腕のかきに注目して筋活動をみよう.記録の前半は手の入水から水をかいているとき,後半は手を前方に送るとき,である.

- オリンピック選手は,前半の広背筋,大円筋,上腕三頭筋の活動が顕著——これは水をキャッチして後方へかく動作に対応し,集中的に力を発揮していることを示す.
- T大選手は,後半の三角筋,僧帽筋の活動が顕著——これは手を前方に送る動作に対応し,無駄なエネルギーを使っていることを示している(宮下).

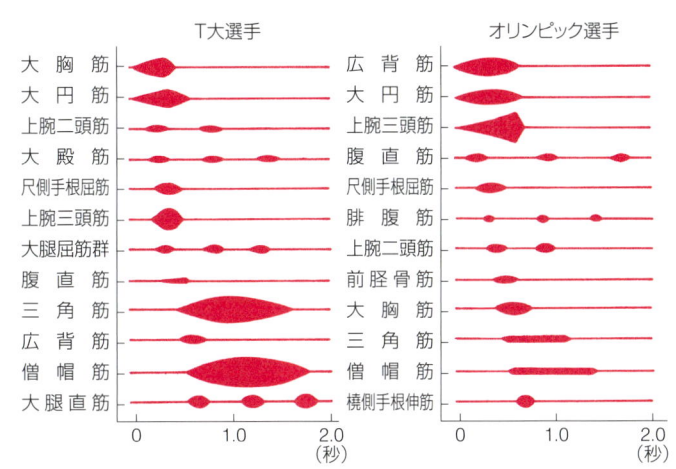

図174 自由型水泳中の筋電図(模式図)(宮下ら,1961)
記録は一方の手の入水から入水直前までの1サイクル,筋名は,放電開始の順に並んでいることに注意.

9 平泳ぎの巧みさ

◆ 未熟練者の特徴
- 足腰が下がり，斜め下方にキックする（水平分力が少ない）．
- キック後の伸び（グライド）の時間が短く，腕と脚を同時的にすぐ屈曲する．

◆ 熟練者の特徴
- 身体を水平に保ち，後方にキックする．
- グライド期を長くとり，腕のかきが脚の屈曲に先行．
- スピードが大きい．

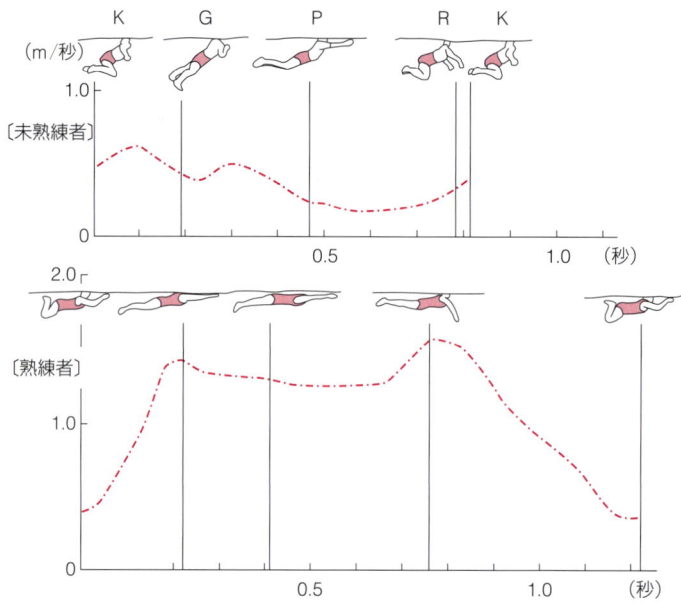

図175 平泳ぎの動作とスピードの変化（岡本ら，1976）

10. 滑　る

1　推進力

斜面でスキーを滑らせる推進力は，地球の引力（重力）であり，この点が他の運動と著しく異なる（他の運動の推進力は，キック力等の反作用による）．

・直滑降の進行に直接かかわる力は，次の 3 つである．

$$
\begin{aligned}
推進力(F) &= W\sin\theta &\cdots\cdots(1)\\
空気抵抗(R_1) &= \frac{1}{2}DV^2 &\cdots\cdots(2)\\
雪の抵抗(R_2) &= \mu W\cos\theta &\cdots\cdots(3)
\end{aligned}
$$

・推進力(F)は，式(1)のとおり，体重(W)と斜度($\sin\theta$)が大きくなるにつれて増大する．

・速度変化の条件は，次の 3 つである．

$F > R_1 + R_2$ ……… 加速
$F = R_1 + R_2$ ……… 等速（または静止）
$F < R_1 + R_2$ ……… 減速

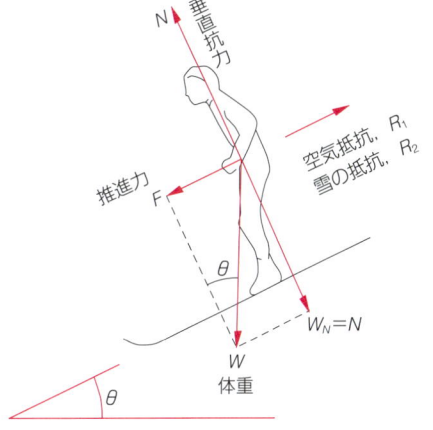

図176　スキー滑降にはたらく力

 最大速度の推定

直滑降で速度が増大すると，空気抵抗が増加し，やがて推進力とつり合う．すなわち，最大速度に達する条件は次の通り．

$$F = R_1 + R_2,\quad W\sin\theta = \frac{1}{2}DV + \mu W\cos\theta$$

仮に $W = 70$ kgf，$\mu = 0.05$，$D = 0.06$（45°前傾），$\theta = 30°$（$\sin\theta = 0.5$，$\cos\theta = 0.866$）なら V は？

$$V = \frac{\sqrt{2(W\sin\theta - \mu W\cos\theta)}}{D} = 32.6\,\text{m}/秒\,(= 117\,\text{km}/時)$$

☆三浦雄一郎氏の日本記録は 172.07 km/時！

2　空気抵抗

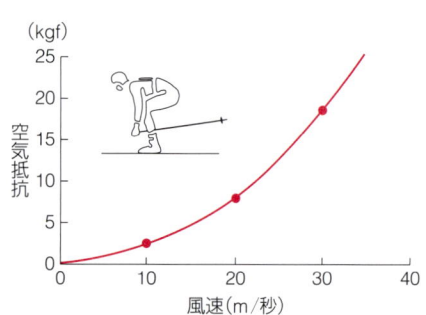

図177 風速による空気抵抗（R_1）の増加
（渡部と大築，1972）
姿勢は図中のとおり（一定）．

- 空気抵抗（R_1）は，式（2）のとおり，速度の2乗に比例して増大し，とくに高速になる滑降競技では空気抵抗の影響が著しい．

空気抵抗の式をもう少し詳しく書こう．

$$R_1 = \frac{1}{2}DV^2 = \frac{1}{2}\rho CSV^2 \cdots\cdots (2)$$

ρ：空気密度（温度で変わる：約 $1.23\,\mathrm{N \cdot s^2 \cdot m^{-4}}$）

C：空気抵抗係数（物体の形で変わる：卵型 0.51，45°前傾 0.90，直立 0.98）

S：前面からみた投影面積（姿勢で変わる：卵型 0.3，45°前傾 0.5，直立 $0.65\,\mathrm{m^2}$）

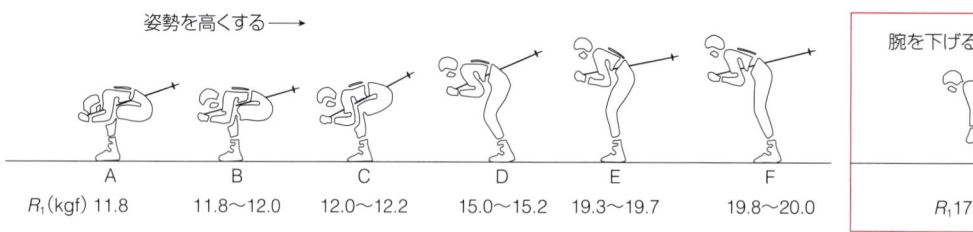

図178 姿勢変化による空気抵抗（R_1）の変化（渡部と大築，1972）
腕を下げる姿勢（右端）では空気抵抗が大きいことに注意．

3　雪の抵抗

雪の抵抗の式（3）を再び記そう．

$$R_2 = \mu W \cos\theta$$

- 体重（W）と斜度（θ）が一定なら，雪の摩擦抵抗は，摩擦係数 μ（ミュー）によって変わる．

静止摩擦係数 $\mu_S \fallingdotseq 0.01\sim0.2$

運動摩擦係数 $\mu_K \fallingdotseq 0.01\sim0.05$

- 滑っているときの運動摩擦係数は，一般に，雪の温度が0℃近くに上がって雪が融けはじめたり，-20℃以下に下がると大きく（滑りにくく）なる（-10℃が快適）．

4　スキーのターン

スキーのターン（旋回）は，曲線運動（公転）と回転運動（自転）の組み合わせでなされる（図179）．
ここでは，斜滑降からの谷回りターンの力学について学ぼう（図180）．

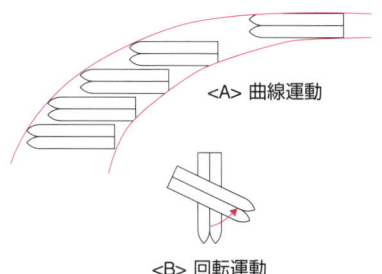

図179　スキーのターンにおける曲線運動と回転運動（木下，1973）

◆ **各段階における力の作用**

＜A＞段階
重心（G）を内側に移し，エッジを切り替える（内側のエッジを立てる）．
・運動量（mV）をエッジの抵抗が受け止めて反作用（F_p）を生ずる．
・体重の斜面成分（$W_p = W\sin\theta$）は谷方向（円の内側）に作用．
・F_p と W_p の合力（F）が求心力として回転を起こす．

＜B＞段階
最大傾斜に向かったときも F_p と W_p による求心力 F が生じ→＜C＞に移る．

＜C＞段階
W_p と F_p とは反対に，回転の外側に向くので，その合力（F）は次第に小さくなり，回転が終わる．

抜重，平踏み，テールの送り出しはスキーの向きを早く変えるのに役立つ！

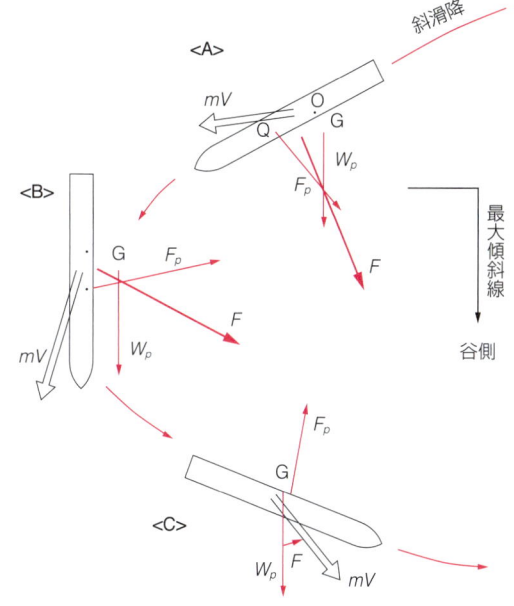

図180　斜滑降からの谷回りターン（木下，1973）
mV：運動量，F_p：エッジングによる反作用，W_p：体重の斜面方向成分，F：F_p と W_p の合力（求心力）．

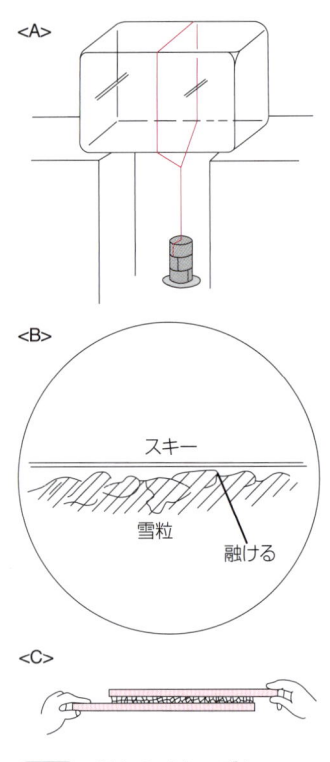

5 滑りのメカニズム

スキーやスケートがよく滑るのは何故だろう？
　砂の上では滑りにくい（$\mu_K=0.4$）
　雪の上ではよく滑る（$\mu_K=0.01 \sim 0.05$）

(1) 復氷説

図181＜A＞の実験をすると，氷は割れずに錘が落ちる．圧で氷が融けて針金が食い込む．融けた水は上に上がってまた凍る（復氷現象）．
スケートの滑りにはこの説が当たっているが，スキーでは当たらないのではないか（木下）．

(2) 摩擦融解説

図181＜B＞のように，スキーの底面に接する雪粒がまさつ熱で融け，水の膜ができて潤滑作用をする．雪温が-20℃でも，0.003 mm の水の膜ができる計算．静止摩擦係数より運動摩擦係数の方が小さいこともこれで説明がつく．
しかし融けすぎると，図181＜C＞のように，水の表面張力でガラス板が吸いつくのと同様に，摩擦が増える．

 滑りのメカニズム
（木下と穂坂，1976）

🍀 滑り機構の論争 （対馬，1990による）

1887年に**圧力融解説**が発表されたが，今日この説は否定されている．
その理由：①-22℃以下ではいかに大きな圧力を加えても氷は融けないが，スケートはよく滑る．②スケートは速いスピードで移動するので，氷をとかすための熱供給が間に合うかどうか疑問，など．
1939年に**摩擦融解説**が発表され，これによってスキー・スケートの滑り機構が解決されたかに思われた．しかし，低スピードで事実上融解が発生しないときにもスキーはよく滑ることなどから，この説にも疑問がもたれている．
1950年代以降，**水蒸気潤滑説**，**疑似液体膜潤滑説**，氷分子の回転による**潤滑説**，氷という固体の摩擦がもともと小さいためとする**凝着説**などが提唱されているが，今日なお決定的な説はない．

6 スケート滑走

(1) 推進力

スケート滑走の推進力は，脚のキック力の反作用による．キック方向と推進力の生ずるメカニズムを図182に，これをわかりやすくしたものが図183である．

- 重心の進行方向に向ってスケートを開いて踏み，重心の進行方向を垂直側方にキックする（F）．
- スケートはFの分力F'を得て前方に滑る．
- 滑りに応じて身体重心を前方に移して"スケートに乗る"．
- 惰力滑降の間にスケートの向きを変えたり，体重を左右に移動して足を踏み変えたりする．

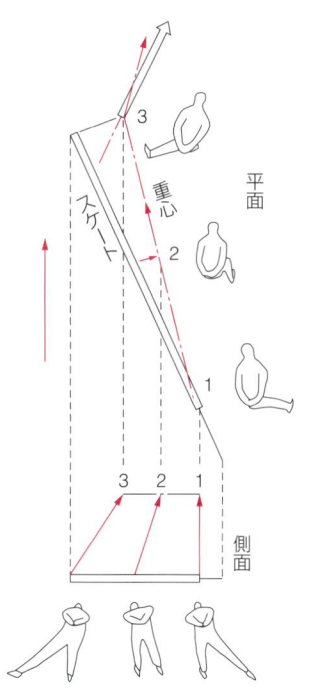

図182　重心移動とけり（石田，1967）

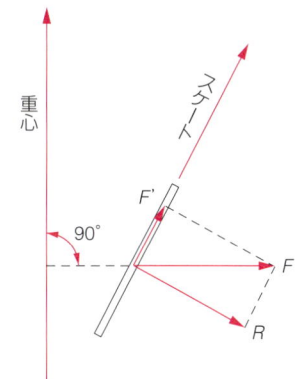

図183　推進力の分解

スタート姿勢をとったとき，右足はキックの方向と直角に置き，左足は第1歩目の方向に向ける．身体重心はABライン上のスタートライン寄りにくるようにする（きき足が右の場合）．スタート後のトレースは次第に角度を小さくし，通常のスケーティング姿勢を早めにとる．

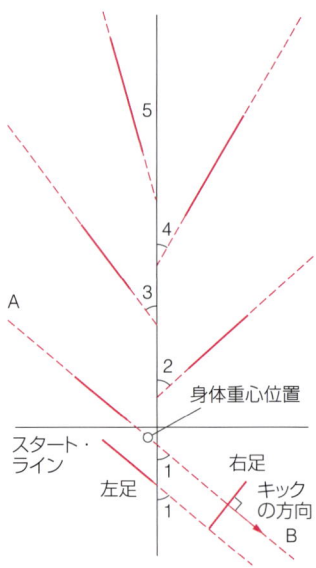

図184 スタート時の両足の位置とスタート後のトレース（根本，1984）

（2）カーブ滑走

スケートに限らず，スキーやランニングなど曲線の軌道を回るときは，求心力が必要となる．図185においては，氷面反力の水平成分である R_h が求心力となり，コーナーを回る方向変換を生み出す．このとき，その運動を行う人は，同じ大きさで逆向き（カーブの外側向き）の遠心力を感じる．

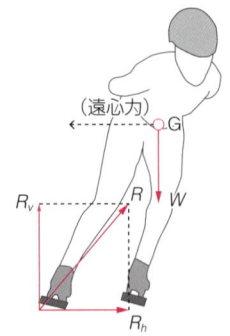

図185 カーブ滑走中の力

- スピードスケートでは，最短種目の500 mでさえ，2度のカーブ滑走がある．
- カーブ滑走で重要なこと：
  ①適切な内傾角により氷面反力の一部（水平成分）として，求心力を獲得．
  ②上体を進行方向に正対させる（図186）．
  （正対しないとキックの幅が小さくなり，求心力が有効に作用しない）

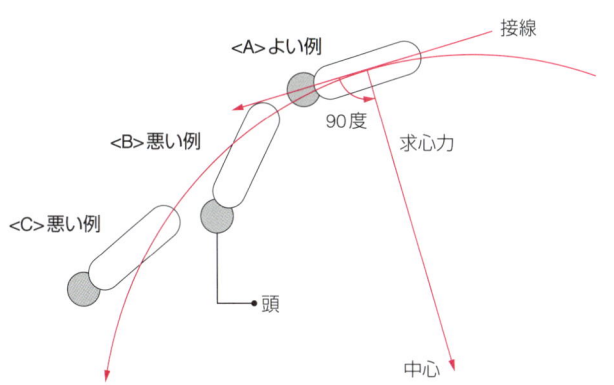

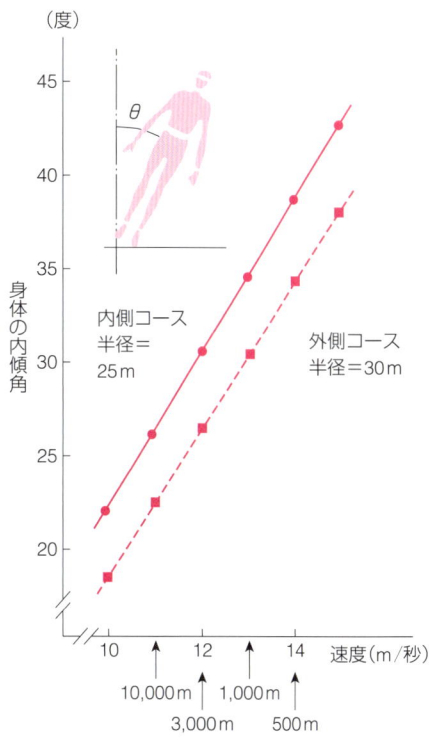

図186 カーブ滑走時の進行方向に対する上体の角度（根本，1984）

図187 コーナーを回るために必要な内傾角（根本と吉岡，1982）

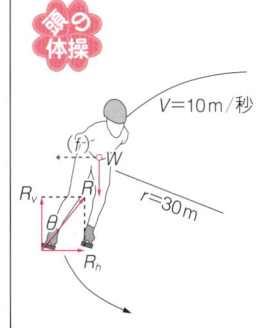

身体質量 $m=60$ kgの人が，回転半径 $r=30$ mのカーブを，速度 $V=10$ m/秒で回るとすれば，そのときの遠心力 f，キック力 F，傾き θ はいくらになるか？

$$f = \frac{mV^2}{r} = \frac{60 \cdot 10^2}{30} = 200 \text{ N}$$

$$F = \sqrt{f^2 + W^2} = 622 \text{ N}, \quad \tan\theta = \frac{f}{w} = 0.340$$

θ は，三角関数真数表（pp102-104）より，$\tan\theta = 0.340$
$\theta = 18.8$ 度であることがわかる．

11. 回転運動

1　転がる

◆ ゆりかご運動

ゆりかご運動は，身体を丸めて順序よく接していくことで，回転を邪魔する地面反力を受けず，スムーズな回転となる．

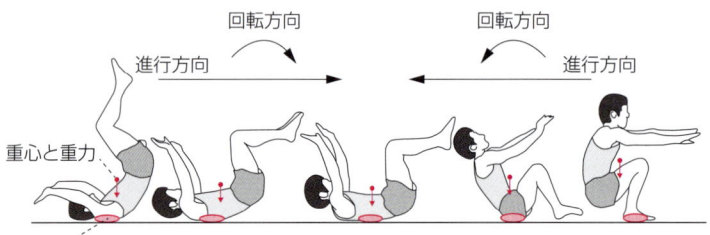

図188　ゆりかご運動における重力線と地面反力を受ける接触部分の位置

- 重心線が規定面の外に出ると，身体は倒れ始める（＝回転し始める）．
- このときに地面を踏み切ることで大きな地面反力を得ると，より大きな回転力を得ることになる（前転 c）．
- 前転方向における d から e，後転方向における e から d は，上記のゆりかご運動である．
- 前転の未熟練者は，起き上がる際に手を地面について，その地面反力によって回転不足を補う．
- また，後転では通常，頚部への負荷を軽減するためにも，d から c にかけて地面を手で押すことが重要となる．

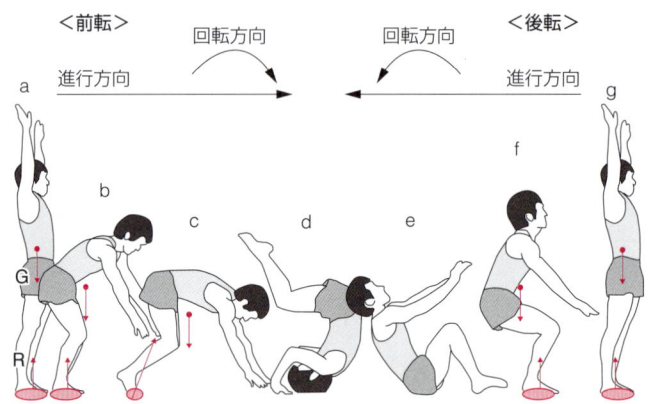

図189　前転と後転

2　鉄棒の回転

鉄棒やブランコなどでは，支点と重心の距離変化が重要で，一般的に，重力が回転の加速に有効となる局面では，身体重心を支点から遠ざけることにより重力による回転力を増大する．前回りでは，初めに上半身を大きく伸ばし，支点となる鉄棒より頭側の部分の質量（m_u）とモーメントアーム（A）を大きくすることにより，前方回転のための回転力（$m_u g \times A$）は大きくなる．

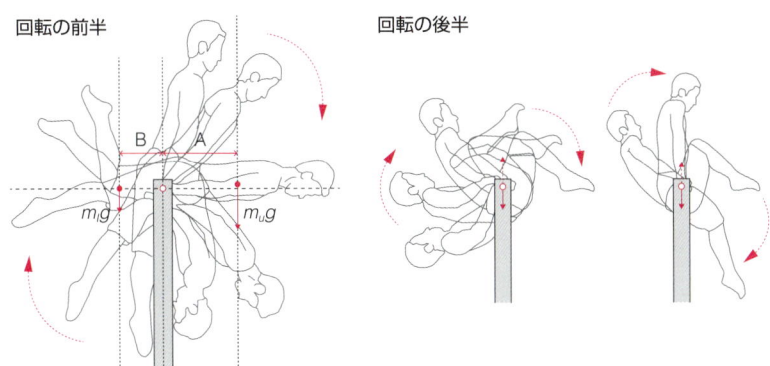

図190　鉄棒の前方支持回転

また，前回りの後半に，身体を小さく丸くして慣性モーメントを小さくし，回転を加速する．

終末局面では，上肢で鉄棒を下に押さえることにより，その反力で身体を支える．

3　鉛直軸回りの回転

立位姿勢で上体をひねると，下肢はそれと反対方向に回転しようとする．このとき，足と地面の間に十分な摩擦力があると，下肢が地面に回転力を加えて，その反力で身体を長軸回りに回転させることができる．

回転台の上や空中では，同じ動作をしても身体がねじれるだけで，身体全体としての回転は生み出せない．

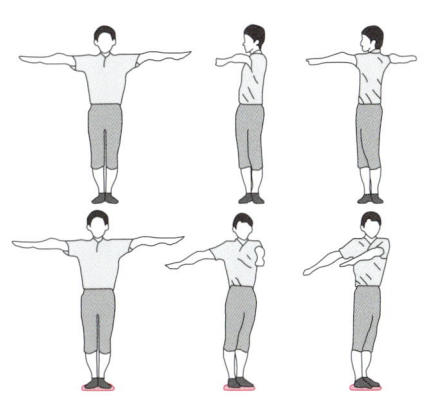

図191　上体のひねり運動（上：通常，下：回転台上）

ジャンプターンでは，垂直に跳び上がる踏切動作に，身体をひねる動作を組み合わせることにより，踏切中（離地前）にひねりの回転力を得る．

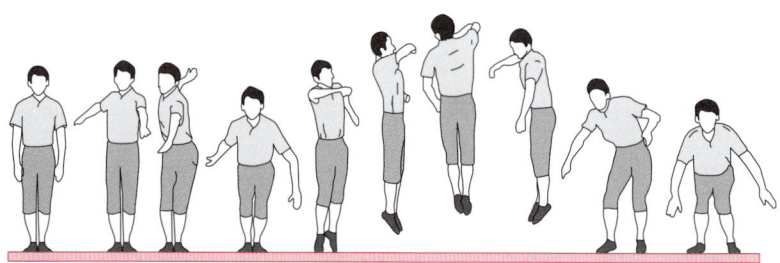

図192　ジャンプターン

4　ゆか運動の宙返り

宙返りでは身体重心の軌跡が放物線を描き（図193），空中では身体が重心まわりで回転する（図194）．

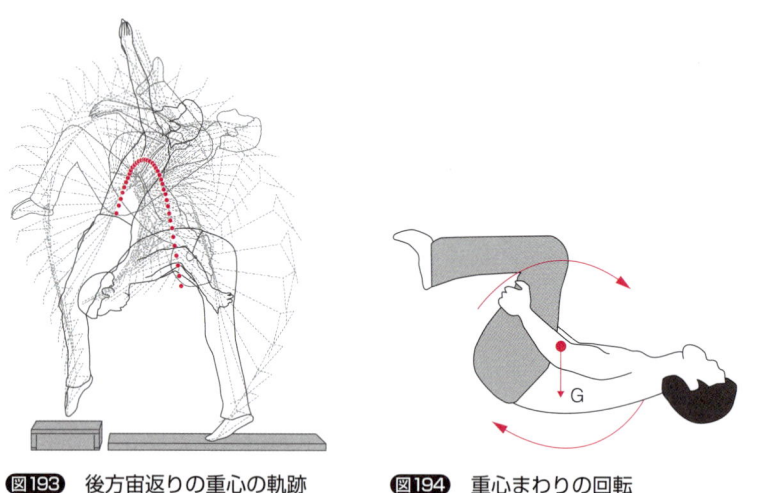

図193　後方宙返りの重心の軌跡　　図194　重心まわりの回転

空中で唯一の外力である重力は重心に作用するので，外的な回転力は働かない（モーメントアームが0）．よって，角力積も0なので角運動量は変化しない．

空中では身体の角運動量が保存される．

- 空中で回転するための角運動量は離地前に獲得する必要がある．
  踏切時の重心位置と地面反力の作用線のズレが回転力を生む（図195のa–b）．

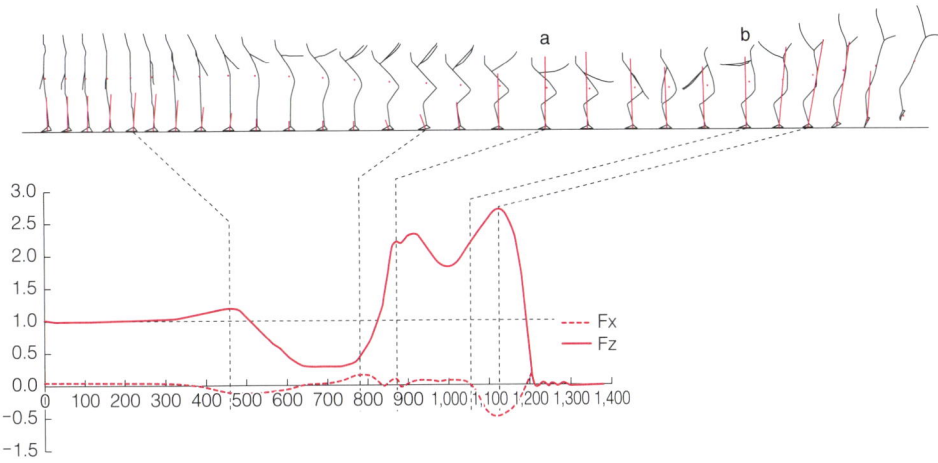

図195 後方宙返りの踏切動作と地面反力
上部のトレース図とスティックピクチャー内の赤線は地面反力のベクトルを表す．

- 姿勢変化によって，慣性モーメントを調節することにより，角速度を調節できる．
  離地直後に膝関節や股関節を屈曲することにより，慣性モーメントを小さくし，角速度を増す（図196）．

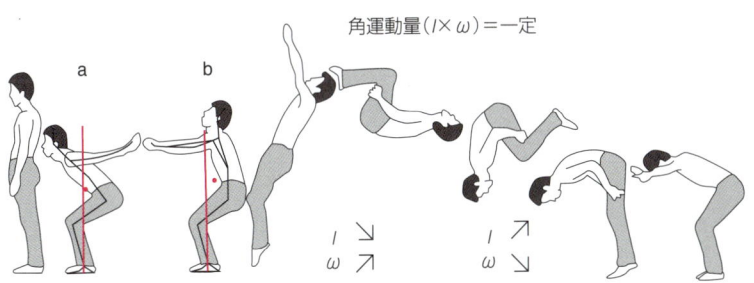

図196 後方宙返りの全局面
踏切時のaとbは図195と対応．空中局面の前半では慣性モーメントが減少し回転が加速する．空中局面の後半では着地の準備のため慣性モーメントが増大し，回転が減速する．

12．自転車のペダリング

1　自転車のギアシステム

自転車は，筋力を動力源として，移動運動（ロコモーション）を効果的に行う道具である．

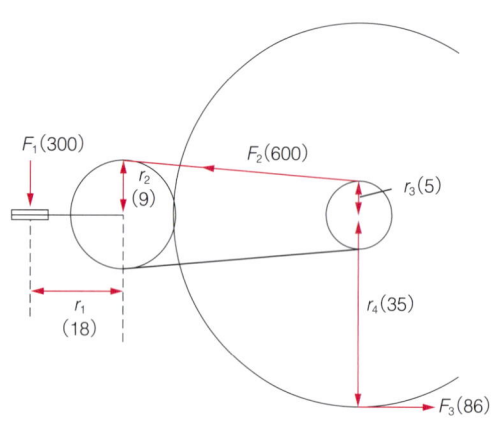

◆2つの仕組み
①脚の往復運動を車輪の回転運動に変えて慣性を有効に生かす仕組み．
②ギア比（テコ比）で動きを拡大する仕組み．
　——この仕組みにより自転車を使えば速く（楽に）移動することができる．

図197　自転車のギアシステム
カッコ内の仮の数値の単位は，r が cm，F が N である．

◎図 197 について F_3 を計算してみよう．
　力の釣り合いから，
$$F_1 \cdot r_1 = F_2 \cdot r_2 \quad \cdots\cdots (1)$$
$$F_2 \cdot r_3 = F_3 \cdot r_4 \quad \cdots\cdots (2)$$
　(1) と (2) から $F_3 = \dfrac{r_3}{r_4} \cdot \dfrac{r_1}{r_2} \cdot F_1 = \dfrac{5}{35} \cdot \dfrac{18}{9} \cdot 300 = 86$ N

すなわち，タイヤ周辺には 86 N の力が作用する．

◎ペダル 1 回転で何 m 進むか．
　F_1 のする仕事 ($F_1 \cdot D_1$) と F_3 のする仕事 ($F_3 \cdot D_2$) は等しいから，
$$F_1 \cdot D_1 = F_3 \cdot D_2 \quad \cdots\cdots (3) \quad (D_1 \text{はペダルの回る距離})$$
$$\qquad\qquad\qquad\qquad\qquad\qquad (D_2 \text{はタイヤの回る距離})$$
　ペダルが 1 回転したときの距離は，
$$D_1 = 2\pi r_1 = 1.13 \text{ m}$$
したがって，
$$D_2 = \dfrac{F_1}{F_3} \cdot D_1 = \dfrac{30}{8.6} \cdot 1.130 = 3.94 \text{ m} \left(\dfrac{D_2}{D_1} = F_1 \cdot F_3\right)$$

すなわち，ペダルを 1 回転するだけで約 4 m 進むことができる．

◎〔($\dfrac{r_2}{r_3}$) をギア比という．ギア比が大きいと，動きは拡大されるが強い力が必要となる．〕

2 ペダルの踏力と回転力

（1）踏 力

- ペダルを実際に踏む力の大きさと方向は，およそ図198のように変化する（力はベクトルなので，線の長さで力の大きさを，矢印で力の方向を示すことができる）．

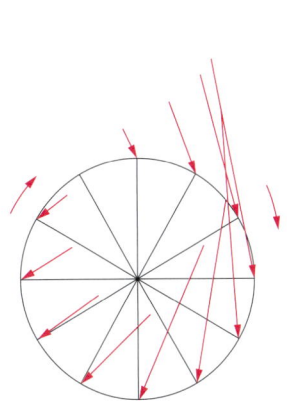

図198 ペダルを踏む力の方向と大きさ
（FariaとCavanagh，1978）

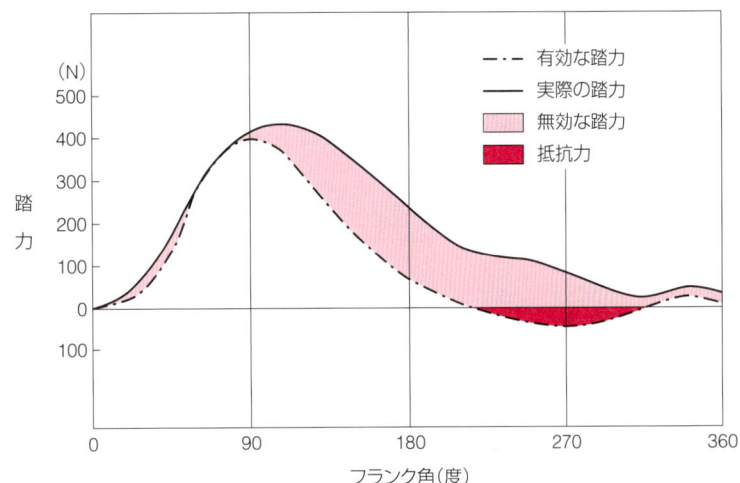

図199 ペダル1回転中の踏力（Burke，1986）

（2）回転力（トルク）

図200では，

$F_1 \sim F_4$ の大きさが一定なら，モーメントアーム（p30参照）の最も長い $F_3 \cdot L_3$ のトルクが最大である．

L_3 に対する L_1，L_2，L_4 の比は，

$L_1 = L_3 \cos 60° = 0.50 L_3$

$L_2 = L_3 \cos 30° = 0.87 L_3$

$L_4 = L_3 \cos 30° = 0.87 L_3$

$F_1 \sim F_4$ の方向が30°ずつ変化したとすると，有効なトルクは，

$F_1 \cdot L_1$ … 50 %

$F_2 \cdot L_2$ … 87 %

$F_3 \cdot L_3$ …100 %

$F_4 \cdot L_4$ … 87 %

となり，F_3 が L_3 に直角に作用するトルクが最大となる．

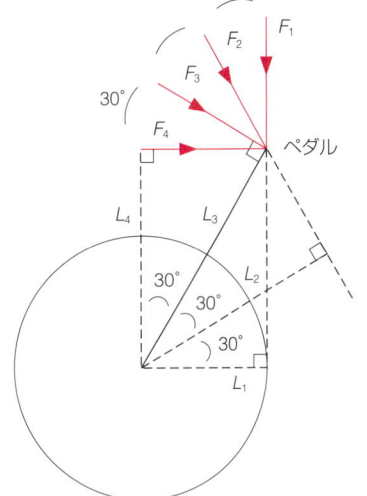

図200 各方向から踏む一定の力（F）と，レバー・アーム（L）の変化
（FariaとCavanagh，1978）

国際単位系(SI)

わが国の計量単位が,1992年から数年の猶予期間を設けて世界共通の単位である国際単位系(SI)に移行することになった(計量行政審議会の答申を受けて通産省が決定,国会の承認を経て1992年より施行).

日本体育学会は,1991年の学会総会において「機関紙への寄稿論文の単位は原則として国際単位系(SI)とする」と決定した.

SI基本単位

量	単位の名称	単位記号	定義
長さ	メートル	m	メートルは,1秒の299,792,458分の1の時間に光が真空中を伝わる行程の長さである.
質量	キログラム	kg	キログラムは(重量でも力でもない)質量の単位であって,それは国際キログラム原器の質量に等しい.
時間	秒	s	秒は,セシウム133の原子の基底状態の2つの超微細準位の間の遷移に対応する放射の9,192,631,770周期の継続時間である.
電流	アンペア	A	アンペアは,真空に1メートルの間隔で平行に置かれた,無限に小さい円形断面積を有する無限に長い2本の直線状導体のそれぞれを流れ,これらの導体の長さ1メートルごとに2×10^{-7}ニュートンの力を及ぼし合う不変の電流である.
熱力学温度	ケルビン	K	ケルビンは,水の三重点の熱力学温度*の1/273.16である.
物質量	モル	mol	モルは,0.012キログラムの炭素12の中に存在する原子の数と等しい数の要素粒子または要素粒子の集合体(組成が明確にされたものに限る)で構成された系の物質量とし,要素粒子または要素粒子の集合体を特定して使用する.
光度	カンデラ	cd	カンデラは,周波数540×10^{12}ヘルツの単色放射を放出し,所定の方向におけるその放射強度が1/683ワット毎ステラジアンである光源の,その方向における光度である.

*水と氷と水蒸気が平衡に達しているときの温度

SI補助単位

量	単位の名称	単位記号	定義
平面角	ラジアン	rad	ラジアンは,円の周上でその半径の長さに等しい長さの弧を切り取る2本の半径の間に含まれる平面角である.
立体角	ステラジアン	sr	ステラジアンは,球の中心を頂点とし,その球の半径を1辺とする正方形の面積と等しい面積をその球の表面上で切り取る立体角である.

SI単位

量	単位の名称	単位記号	備考
長さ	メートル	m	1海里=1,852m, 1Å(オングストローム)=0.1nmは併用してもよい.
面積	平方メートル	m²	1ha(ヘクタール)=10^4m², 1a(アール)=10^2m²は併用してもよい.
体積, 容積	立方メートル	m³	1L(リットル)=10^{-3}m³は併用できる.
時間	秒	s	1min(分)=60s, 1h(時)=60min, 1d(日)=24hは併用できる.
角速度	ラジアン毎秒	rad/s	
速度, 速さ	メートル毎秒	m/s	
加速度	メートル毎秒毎秒	m/s²	
周波数, 振動	ヘルツ	Hz	1Hz=1s^{-1}
質量	キログラム	kg	1t(トン)=10^3kgは併用できる.
運動量	キログラムメートル毎秒	kg·m/s	
力	ニュートン	N	1N=1kg·m/s²
圧力	パスカル	Pa	1Pa=1N/m² 1bar(バール)=10^5Paは併用できる.
仕事, エネルギー	ジュール	J	1J=1N·m 1eV(電子ボルト)= 1.6021892×10^{-19}Jは併用できる.
仕事率, 効率, 動力	ワット	W	1W=1J/s
セルシウス温度	セルシウス度	℃	セルシウス度もSI単位である. そしてt(℃)=T(K)-273.15
電荷, 電気量	クーロン	C	1C=1A·s
電位, 電位差(電圧), 起電力	ボルト	V	1V=1W/A
(電気)抵抗	オーム	Ω	1Ω=1V/A

(日本規格協会「世界共通の単位SIとは」(1985)より)

SI接頭語

倍 数	接頭語 名 称	記 号
10^{18}	エクサ	E
10^{15}	ペタ	P
10^{12}	テラ	T
10^{9}	ギガ	G
10^{6}	メガ	M
10^{3}	キロ	k
10^{2}	ヘクト	h
10^{1}	デカ	da
10^{-1}	デシ	d
10^{-2}	センチ	c
10^{-3}	ミリ	m
10^{-6}	マイクロ	μ
10^{-9}	ナノ	n
10^{-12}	ピコ	p
10^{-15}	フェムト	f
10^{-18}	アト	a

弧度法

〇三角関数では弧度法がよく使われる.

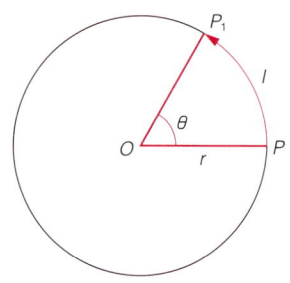

$180° = \pi$ (radian, ラジアン) $= 3.14$
($360° = 2\pi$, 円周の長さ $= 2\pi r$ から連想)
このように角度(度)をラジアン(または無名数)で表すことを弧度法という.
(例) $r = 2$ m, $\theta = 30°$ なら P の移動距離 l は?

$l = r\theta = 2 \times \dfrac{60}{180} \pi = 2 \times \dfrac{60}{180} \times 3.14$
$\quad = 2.09$ (m)

単位の換算

$1\,\text{N} = 1\,\text{kg}\cdot\text{m/s}^2 = 0.1019\,\text{kgf}$ ($1\,\text{kgf} = 9.8\,\text{N}$)
$1\,\text{J} = 1\,\text{N}\cdot\text{m} = 0.1019\,\text{kgf}\cdot\text{m} = 0.239\,\text{cal}$
$1\,\text{W} = 1\,\text{J/s} = 0.239\,\text{cal/s} = 14.3\,\text{cal/min} = 0.00136\,\text{hp}$ (馬力)
$1\,\text{m} = 39.37\,\text{in} = 3.28\,\text{ft} = 1.09\,\text{yd} = 6.21 \times 10^{-4}\,\text{mile}$
$1\,\text{m}^2 = 10^{-4}\,\text{ha}$ (ヘクタール)
$1\,\text{m}^3 = 10^3\,\text{L} = 10^6\,\text{mL}$
$1\,\text{Pa} = 1 \times 10^{-6}\,\text{N/mm}^2 = 7.5 \times 10^3\,\text{mmHg}$

ギリシャ文字

大文字	小文字		（読み方）
A	α	Alpha	（アルファ）
B	β	Beta	（ベータ）
Γ	γ	Gamma	（ガンマ）
Δ	δ	Delta	（デルタ）
E	ε	Epsilon	（イプシロン，エプシロン）
Z	ζ	Zeta	（ゼータ，ツェータ）
H	η	Eta	（イータ，エータ）
Θ	θ	Theta	（シータ，テータ）
I	ι	Iota	（イオタ）
K	κ	Kappa	（カッパ）
Λ	λ	Lambda	（ラムダ）
M	μ	Mu	（ミュー）
N	ν	Nu	（ニュー）
Ξ	ξ	Xi	（グザイ，クシー）
O	o	Omicron	（オミクロン）
Π	π	Pi	（パイ）
P	ρ	Rho	（ロー）
Σ	σ	Sigma	（シグマ）
T	τ	Tau	（タウ）
Y	υ	Upsilon	（ユプシロン）
Φ	ϕ	Phi	（ファイ）
X	χ	Chi	（カイ）
Ψ	ψ	Psi	（プサイ，プシー）
Ω	ω	Omega	（オメガ）

三角関数真数表

<例>：sin θ = 0.375 だった場合，

表から θ ≒ 22° とわかる．また tan θ の真数は 0.5774 である．

角	sin	cos	tan	cot		角	sin	cos	tan	cot	
0° 0'	0.0000	1.0000	0.0000	∞	90° 0'	7° 0'	0.1219	0.9925	0.1228	8.1443	83° 0'
10'	0.0029	1.0000	0.0029	343.77	50'	10'	0.1248	0.9922	0.1257	7.9530	50'
20'	0.0058	1.0000	0.0058	171.89	40'	20'	0.1276	0.9918	0.1287	7.7704	40'
30'	0.0087	1.0000	0.0087	114.59	30'	30'	0.1305	0.9914	0.1317	7.5958	30'
40'	0.0116	0.9999	0.0116	85.940	20'	40'	0.1334	0.9911	0.1346	7.4287	20'
50'	0.0145	0.9999	0.0145	68.750	10'	50'	0.1363	0.9907	0.1376	7.2687	10'
1° 0'	0.0175	0.9998	0.0175	57.290	89° 0'	8° 0'	0.1392	0.9903	0.1405	7.1154	82° 0'
10'	0.0204	0.9998	0.0204	49.104	50'	10'	0.1421	0.9899	0.1435	6.9682	50'
20'	0.0233	0.9997	0.0233	42.964	40'	20'	0.1449	0.9894	0.1465	6.8269	40'
30'	0.0262	0.9997	0.0262	38.189	30'	30'	0.1478	0.9890	0.1495	6.6912	30'
40'	0.0291	0.9996	0.0291	34.368	20'	40'	0.1507	0.9886	0.1525	6.5606	20'
50'	0.0320	0.9995	0.0320	31.242	10'	50'	0.1536	0.9881	0.1554	6.4348	10'
2° 0'	0.0349	0.9994	0.0349	28.636	88° 0'	9° 0'	0.1564	0.9877	0.1584	6.3138	81° 0'
10'	0.0387	0.9993	0.0378	26.432	50'	10'	0.1593	0.9872	0.1614	6.1970	50'
20'	0.0407	0.9992	0.0407	24.542	40'	20'	0.1622	0.9868	0.1644	6.0844	40'
30'	0.0436	0.9990	0.0437	22.904	30'	30'	0.1650	0.9863	0.1673	5.9758	30'
40'	0.0465	0.9989	0.0466	21.470	20'	40'	0.1679	0.9858	0.1703	5.8708	20'
50'	0.0499	0.9988	0.0495	20.206	10'	50'	0.1708	0.9853	0.1733	5.7694	10'
3° 0'	0.0523	0.9986	0.0524	19.081	87° 0'	10° 0'	0.1736	0.9848	0.1763	5.6713	80° 0'
10'	0.0552	0.9985	0.0553	18.075	50'	10'	0.1765	0.9843	0.1793	5.5764	50'
20'	0.0581	0.9983	0.0582	17.169	40'	20'	0.1793	0.9838	0.1823	5.4845	40'
30'	0.0610	0.9981	0.0612	16.350	30'	30'	0.1822	0.9833	0.1853	5.3955	30'
40'	0.0640	0.9980	0.0641	15.605	20'	40'	0.1851	0.9827	0.1883	5.3093	20'
50'	0.0669	0.9978	0.0670	14.924	10'	50'	0.1880	0.9822	0.1914	5.2257	10'
4° 0'	0.0698	0.9976	0.0699	14.301	86° 0'	11° 0'	0.1908	0.9816	0.1944	5.1446	79° 0'
10'	0.0727	0.9974	0.0729	13.727	50'	10'	0.1937	0.9811	0.1974	5.0658	50'
20'	0.0756	0.9971	0.0758	13.197	40'	20'	0.1965	0.9805	0.2004	4.9894	40'
30'	0.0785	0.9969	0.0787	12.706	30'	30'	0.1994	0.9799	0.2035	4.9152	30'
40'	0.0814	0.9967	0.0816	12.251	20'	40'	0.2022	0.9793	0.2065	4.8430	20'
50'	0.0843	0.9964	0.0846	11.826	10'	50'	0.2051	0.9787	0.2095	4.7729	10'
5° 0'	0.0872	0.9962	0.0875	11.430	85° 0'	12° 0'	0.2079	0.9781	0.2126	4.7016	78° 0'
10'	0.0901	0.9959	0.0904	11.059	50'	10'	0.2108	0.9775	0.2156	4.6382	50'
20'	0.0929	0.9957	0.0934	10.712	40'	20'	0.2136	0.9769	0.2186	4.5736	40'
30'	0.0958	0.9954	0.0963	10.385	30'	30'	0.2164	0.9763	0.2217	4.5107	30'
40'	0.0987	0.9951	0.0992	10.078	20'	40'	0.2193	0.9757	0.2247	4.4494	20'
50'	0.1016	0.9948	0.1022	9.7882	10'	50'	0.2221	0.9750	0.2278	4.3897	10'
6° 0'	0.1045	0.9945	0.1051	9.5144	84° 0'	13° 0'	0.2250	0.9744	0.2309	4.3315	77° 0'
10'	0.1074	0.9942	0.1080	9.2553	50'	10'	0.2278	0.9737	0.2339	4.2747	50'
20'	0.1103	0.9939	0.1110	9.0098	40'	20'	0.2306	0.9730	0.2370	4.2193	40'
30'	0.1132	0.9936	0.1139	8.7769	30'	30'	0.2334	0.9724	0.2401	4.1653	30'
40'	0.1161	0.9932	0.1169	8.5555	20'	40'	0.2363	0.9717	0.2432	4.1126	20'
50'	0.1190	0.9929	0.1198	8.3450	10'	50'	0.2391	0.9710	0.2462	4.0611	10'
7° 0'	0.1219	0.9925	0.1228	8.1443	83° 0'	14° 0'	0.2419	0.9703	0.2493	4.0108	76° 0'
	cos	sin	cot	tan	角		cos	sin	cot	tan	角

角		sin	cos	tan	cot	角		sin	cos	tan	cot		
14°	0'	0.2419	0.9703	0.2493	4.0108	76°	0'	22°	0'	0.3746	0.9272	0.4040	2.4751	68°	0'
	10'	0.2447	0.9696	0.2524	3.9617		50'		10'	0.3773	0.9261	0.4074	2.4545		10'
	20'	0.2476	0.9689	0.2555	3.9136		40'		20'	0.3800	0.9250	0.4108	2.4342		20'
	30'	0.2504	0.9681	0.2586	3.8667		30'		30'	0.3827	0.9239	0.4142	2.4142		30'
	40'	0.2532	0.9674	0.2617	3.8208		20'		40'	0.3854	0.9228	0.4176	2.3945		40'
	50'	0.2560	0.9667	0.2648	3.7760		10'		50'	0.3881	0.9216	0.4210	2.3750		50'
15°	0'	0.2588	0.9659	0.2679	3.7321	75°	0'	23°	0'	0.3907	0.9205	0.4245	2.3559	67°	0'
	10'	0.2616	0.9652	0.2711	3.6891		50'		10'	0.3934	0.9194	0.4279	2.3369		10'
	20'	0.2644	0.9644	0.2742	3.6470		40'		20'	0.3961	0.9182	0.4314	2.3183		20'
	30'	0.2672	0.9636	0.2773	3.6059		30'		30'	0.3987	0.9171	0.4348	2.2998		30'
	40'	0.2700	0.9628	0.2805	3.5656		20'		40'	0.4014	0.9159	0.4383	2.2817		40'
	50'	0.2728	0.9621	0.2836	3.5261		10'		50'	0.4041	0.9147	0.4417	2.2637		50'
16°	0'	0.2756	0.9613	0.2867	3.4874	74°	0'	24°	0'	0.4067	0.9135	0.4452	2.2460	66°	0'
	10'	0.2784	0.9605	0.2899	3.4495		50'		10'	0.4094	0.9124	0.4487	2.2286		10'
	20'	0.2812	0.9596	0.2931	3.4124		40'		20'	0.4120	0.9112	0.4522	2.2113		20'
	30'	0.2840	0.9588	0.2962	3.3759		30'		30'	0.4147	0.9100	0.4557	2.1943		30'
	40'	0.2868	0.9580	0.2994	3.3402		20'		40'	0.4173	0.9088	0.4592	2.1775		40'
	50'	0.2896	0.9572	0.3026	3.3052		10'		50'	0.4200	0.9075	0.4628	2.1609		50'
17°	0'	0.2924	0.9563	0.3057	3.2709	73°	0'	25°	0'	0.4226	0.9063	0.4663	2.1445	65°	0'
	10'	0.2952	0.9555	0.3089	3.2371		50'		10'	0.4253	0.9051	0.4699	2.1283		10'
	20'	0.2979	0.9546	0.3121	3.2041		40'		20'	0.4279	0.9038	0.4734	2.1123		20'
	30'	0.3007	0.9537	0.3153	3.1716		30'		30'	0.4305	0.9026	0.4770	2.0965		30'
	40'	0.3035	0.9528	0.3185	3.1397		20'		40'	0.4331	0.9013	0.4806	2.0809		40'
	50'	0.3062	0.9520	0.3217	3.1084		10'		50'	0.4358	0.9001	0.4841	2.0655		50'
18°	0'	0.3090	0.9511	0.3249	3.0777	72°	0'	26°	0'	0.4384	0.8988	0.4877	2.0503	64°	0'
	10'	0.3118	0.9502	0.3281	3.0475		50'		10'	0.4410	0.8975	0.4913	2.0353		10'
	20'	0.3145	0.9492	0.3314	3.0178		40'		20'	0.4436	0.8962	0.4950	2.0204		20'
	30'	0.3173	0.9483	0.3346	2.9887		30'		30'	0.4462	0.89494	0.4986	2.0057		30'
	40'	0.3201	0.9474	0.3378	2.9600		20'		40'	0.4488	0.8936	0.5022	1.9912		40'
	50'	0.3228	0.9465	0.3411	2.9319		10'		50'	0.4514	0.8923	0.5059	1.9768		50'
19°	0'	0.3256	0.9455	0.3443	2.9042	71°	0'	27°	0'	0.4540	0.8910	0.5095	1.9626	63°	0'
	10'	0.3283	0.9446	0.3476	2.8770		50'		10'	0.4566	0.8897	0.5132	1.9486		10'
	20'	0.3311	0.9436	0.3508	2.8502		40'		20'	0.4592	0.8884	0.5169	1.9347		20'
	30'	0.3338	0.9426	0.3541	2.8239		30'		30'	0.4617	0.8870	0.5206	1.9210		30'
	40'	0.3365	0.9417	0.3574	2.7980		20'		40'	0.4643	0.8857	0.5243	1.9074		40'
	50'	0.3393	0.9407	0.3607	2.7725		10'		50'	0.4669	0.8843	0.5280	1.8940		50'
20°	0'	0.3420	0.9397	0.3640	2.7475	70°	0'	28°	0'	0.4695	0.8829	0.5317	1.8807	62°	0'
	10'	0.3448	0.9387	0.3673	2.7228		50'		10'	0.4720	0.8816	0.5354	1.8676		10'
	20'	0.3475	0.9377	0.3706	2.6985		40'		20'	0.4746	0.8802	0.5392	1.8546		20'
	30'	0.3502	0.9367	0.3739	2.6746		30'		30'	0.4772	0.8788	0.5430	1.8418		30'
	40'	0.3529	0.9356	0.3772	2.6511		20'		40'	0.4797	0.8774	0.5467	1.8291		40'
	50'	0.3557	0.9346	0.3805	2.6279		10'		50'	0.4823	0.8760	0.5505	1.8165		50'
21°	0'	0.3584	0.9336	0.3839	2.6051	69°	0'	29°	0'	0.4848	0.8746	0.5543	1.8040	61°	0'
	10'	0.3611	0.9325	0.3872	2.5826		50'		10'	0.4874	0.8732	0.5581	1.7917		10'
	20'	0.3638	0.9315	0.3906	2.5605		40'		20'	0.4899	0.8718	0.5619	1.7796		20'
	30'	0.3665	0.9304	0.3939	2.5386		30'		30'	0.4924	0.8704	0.5658	1.7675		30'
	40'	0.3692	0.9293	0.3973	2.5172		20'		40'	0.4950	0.8689	0.5696	1.7556		40'
	50'	0.3719	0.9283	0.4006	2.4960		10'		50'	0.4975	0.8675	0.5735	1.7437		50'
22°	0'	0.3746	0.9272	0.4040	2.4751	68°	0'	30°	0'	0.5000	0.8660	0.5774	1.7321	60°	0'
		cos	sin	cot	tan	角				cos	sin	cot	tan	角	

角	sin	cos	tan	cot		角	sin	cos	tan	cot	
30° 0'	0.5000	0.8660	0.5774	1.7321	60° 0'	38° 0'	0.6157	0.7880	0.7813	1.2799	52° 0'
10'	0.5025	0.8646	0.5812	1.7205	50'	10'	0.6180	0.7862	0.7860	1.2723	10'
20'	0.5050	0.8631	0.5851	1.7090	40'	20'	0.6202	0.7844	0.7907	1.2647	20'
30'	0.5075	0.8616	0.5890	1.6977	30'	30'	0.6225	0.7826	0.7954	1.2572	30'
40'	0.5100	0.8601	0.5930	1.6864	20'	40'	0.6248	0.7808	0.8002	1.2497	40'
50'	0.5125	0.8587	0.5969	1.6753	10'	50'	0.6271	0.7790	0.8050	1.2423	50'
31° 0'	0.5150	0.8572	0.6009	1.6643	59° 0'	39° 0'	0.6293	0.7771	0.8098	1.2349	51° 0'
10'	0.5175	0.8557	0.6048	1.6534	50'	10'	0.6316	0.7753	0.8146	1.2276	10'
20'	0.5200	0.8542	0.6088	1.6426	40'	20'	0.6338	0.7735	0.8195	1.2203	20'
30'	0.5225	0.8526	0.6128	1.6319	30'	30'	0.6361	0.7716	0.8243	1.2131	30'
40'	0.5250	0.8511	0.6168	1.6212	20'	40'	0.6383	0.7698	0.8292	1.2059	40'
50'	0.5275	0.8496	0.6208	1.6107	10'	50'	0.6406	0.7679	0.8342	1.1988	50'
32° 0'	0.5299	0.8480	0.6249	1.6003	58° 0'	40° 0'	0.6428	0.7660	0.8391	1.1918	50° 0'
10'	0.5324	0.8465	0.6289	1.5900	50'	10'	0.6450	0.7642	0.8441	1.1847	10'
20'	0.5348	0.8450	0.6330	1.5798	40'	20'	0.6472	0.7623	0.8491	1.1778	20'
30'	0.5373	0.8434	0.6371	1.5697	30'	30'	0.6494	0.7604	0.8541	1.1708	30'
40'	0.5398	0.8418	0.6412	1.5597	20'	40'	0.6517	0.7585	0.8591	1.1640	40'
50'	0.5422	0.8403	0.6453	1.5497	10'	50'	0.6539	0.7566	0.8642	1.1571	50'
33° 0'	0.5446	0.8387	0.6494	1.5399	57° 0'	41° 0'	0.6561	0.7547	0.8693	1.1504	49° 0'
10'	0.5471	0.8371	0.6536	1.5301	50'	10'	0.6583	0.7528	0.8744	1.1436	10'
20'	0.5495	0.8355	0.6577	1.5204	40'	20'	0.6604	0.7509	0.8796	1.1369	20'
30'	0.5519	0.8339	0.6619	1.5108	30'	30'	0.6626	0.7490	0.8847	1.1303	30'
40'	0.5544	0.8323	0.6661	1.5013	20'	40'	0.6648	0.7470	0.8899	1.1237	40'
50'	0.5568	0.8307	0.6703	1.4919	10'	50'	0.6670	0.7451	0.8952	1.1171	50'
34° 0'	0.5592	0.8290	0.6745	1.4826	56° 0'	42° 0'	0.6691	0.7431	0.9004	1.1106	48° 0'
10'	0.5616	0.8274	0.6787	1.4733	50'	10'	0.6713	0.7412	0.9057	1.1041	10'
20'	0.5640	0.8258	0.6830	1.4641	40'	20'	0.6734	0.7392	0.9110	1.0977	20'
30'	0.5664	0.8241	0.6873	1.4550	30'	30'	0.6756	0.7373	0.9163	1.0913	30'
40'	0.5688	0.8225	0.6916	1.4460	20'	40'	0.6777	0.7353	0.9217	1.0850	40'
50'	0.5712	0.8208	0.6959	1.4370	10'	50'	0.6799	0.7333	0.9271	1.0786	50'
35° 0'	0.5736	0.8192	0.7002	1.4281	55° 0'	43° 0'	0.6820	0.7314	0.9325	1.0724	47° 0'
10'	0.5760	0.8175	0.7046	1.4193	50'	10'	0.6841	0.7294	0.9380	1.0661	10'
20'	0.5783	0.8158	0.7089	1.4106	40'	20'	0.6862	0.7274	0.9435	1.0599	20'
30'	0.5807	0.8141	0.7133	1.4019	30'	30'	0.6884	0.7254	0.9490	1.0538	30'
40'	0.5831	0.8124	0.7177	1.3934	20'	40'	0.6905	0.7234	0.9545	1.0477	40'
50'	0.5854	0.8107	0.7221	1.3848	10'	50'	0.6926	0.7214	0.9601	1.0416	50'
36° 0'	0.5878	0.8090	0.7265	1.3764	54° 0'	44° 0'	0.6947	0.7193	0.9657	1.0355	46° 0'
10'	0.5901	0.8073	0.7310	1.3680	50'	10'	0.6967	0.7173	0.9713	1.0295	10'
20'	0.5925	0.8056	0.7355	1.3597	40'	20'	0.6988	0.7153	0.9770	1.0235	20'
30'	0.5948	0.8039	0.7400	1.3514	30'	30'	0.7009	0.7133	0.9827	1.0176	30'
40'	0.5972	0.8021	0.7445	1.3432	20'	40'	0.7030	0.7112	0.9884	1.0117	40'
50'	0.5995	0.8004	0.7490	1.3351	10'	50'	0.7050	0.7092	0.9942	1.0058	50'
37° 0'	0.6018	0.7986	0.7536	1.3270	53° 0'	45° 0'	0.7071	0.7071	1.0000	1.0000	45° 0'
10'	0.6041	0.7969	0.7581	1.3190	50'						
20'	0.6062	0.7951	0.7627	1.3111	40'						
30'	0.6088	0.7934	0.7673	1.3032	30'						
40'	0.6111	0.7916	0.7720	1.2954	20'						
50'	0.6134	0.7898	0.7766	1.2876	10'						
38° 0'	0.6157	0.7880	0.7813	1.2799	52° 0'						
	cos	sin	cot	tan	角		cos	sin	cot	tan	角

＜専門用語の解説＞

アルキメデスの原理（あるきめですのげんり）（p78）
　液体中の物体は，その物体と同じ体積の重さに等しい浮力を受ける．

位置エネルギー（いちえねるぎー）（p29）
　質量mの物体がhの高さにあるとき，その物体はmghの位置エネルギーをもつという．
　この物体を高さhから落下させたときの速度がVだった場合，mghの位置エネルギーが$\frac{1}{2}mV^2$の運動エネルギーに変換された，という（$mgh-\frac{1}{2}mV^2=0$）．

運動エネルギー（うんどうえねるぎー）（p29）
　質量mの物体がある速度Vで運動しているとき，その物体は$\frac{1}{2}mV^2$の運動エネルギーをもつ．エネルギーの単位はジュール（J）であるが，仕事（Nm）に等しい．

運動の法則（うんどうのほうそく）（p26）
　ニュートンのまとめた運動の法則で，第1の法則は「外部から力が作用しなければ，その物体はもとの状態をつづける」という法則（慣性の法則）．第2の法則は「加速度の大きさは力の大きさに比例する」という法則（加速度の法則）．第3の法則は「すべての力の作用には，常に正反対の方向への反作用が働く」という法則（作用・反作用の法則）の3つの法則をいう．

運動量（うんどうりょう）（p28，68〜70）
　ある質量mの物体が速度Vで運動しているとき，その質量と速度の積（mV）を運動量という．

運動量保存の法則（うんどうりょうほぞんのほうそく）（p70）
　総運動量は常に一定の値を保つという法則．たとえば，2つの物体が衝突した場合，衝突前と衝突後の2つの物体のもつ運動量の総和は変わらない．

遠心力（えんしんりょく）（p62，90〜91）
　物体が円運動をするとき，物体を円の中心から遠ざける方向に働く力．

回転運動（かいてんうんどう）（p30，67，92〜95）
　物体が回転軸のまわりを回る運動．運動には並進運動と回転運動がある．

回転力（かいてんりょく）（p30，66，92〜95）
　物体を回転させる力で，トルクともいう．

角運動量（かくうんどうりょう）（p40，94）
　回転運動における運動量で，慣性モーメントと角速度の積．

慣性モーメント（かんせいもーめんと）（p31）
　回転運動における物体の慣性の大きさを表す物理量で，質量が回転軸から遠くに分布していると，その距離の2乗に比例して大きくなる．

慣性力（かんせいりょく）（p28）
　物体のもつ慣性（元の状態を保とうとする性質）のため，加えた力と反対方向に働く一種の抵抗力．

関節パワー（かんせつぱわー）（p48）
　身体運動に伴って関節部に発生するパワー．関節の回転力（トルク）と角速度の積．

拮抗筋（きっこうきん）（p22）
　上腕三頭筋と上腕二頭筋のように，ある関節を互いに反対方向に動かす筋．

基底面（きていめん）（p30）
　身体を支える支持面のことで，支持する部分を囲んだ面積を基底面と呼ぶ．基底面が広いほど倒れにくい．

求心力（きゅうしんりょく）（p62）
　物体が円運動をするとき，物体を円の中心に向かって引く力．向心力ともいう．

協力筋（きょうりょくきん）（p22）
　腓腹筋とヒラメ筋のように，ある関節運動を共同して行う筋．

筋原線維（きんげんせんい）（p8）
　筋線維を収縮させるタンパク線維．多数の筋原線維が筋線維の長軸方向に沿って束になっている．

筋小胞体（きんしょうほうたい）（p8）
　筋線維の中にあって，内部にカルシウムイオン（Ca^{2+}）を含む．カルシウムイオンが筋小胞体から放出されると筋が収縮し，逆に取り込まれると弛緩する．

筋節（きんせつ）（p8）
　筋線維を構成する基本単位で，筋節が直列に連なって筋線維を構成する．筋節間にはZ膜で仕切られており，Z膜から隣のZ膜までの一区切りを筋節という．骨格筋の縞模様はこの筋節による．

筋線維（きんせんい）（p8）
　筋（筋肉は俗称）を構成する細胞で筋細胞 muscle cell ともいわれる．筋線維は筋原線維と筋形質とからなる．

筋電図（きんでんず）（p42，83）
　神経刺激によって筋に発生する活動電位を記録した図．筋活動の状況を反映．

筋紡錘（きんぼうすい）（p16）
　骨格筋の中にある紡錘状の感覚器で，主に2本の求心性神経（太いⅠa線維と細いⅡ線維）を介して筋の緊張状態を脊髄に伝える．脊髄からは太いα線維と細いγ線維により遠心性の運動刺激が骨格筋に伝えられる．この環状の神経支配をα・γ系（またはα−γ環）という．腱にも腱器官（ゴルジの器官）と呼ばれる感覚器がある．

抗重力筋（こうじゅうりょくきん）（p33）
　体幹の背部や脚の伸筋群など，人が重力に対抗して立位姿勢を保持するのに必要な筋．

効率（こうりつ）（p49）
　消費エネルギーに対する力学的仕事の比率．エネルギー使用の経済性を示す．

国際単位系（こくさいたんいけい）（p27，98）
　長さや重さなどの度量衡を国際的に定めた単位系．SIとも略称される．

仕事（しごと）（p29）
　物体にf（N）の力を加えてs（m）の距離だけ移動させたとき，その力はfsの仕事をしたという．仕事の単位はNmであるが，1N・m＝1ジュール（J）でもある．

質量（しつりょう）（p27）
　物体がもっている固有の量で，記号は質量massの頭文字mで表される．

収縮要素（しゅうしゅくようそ）（p63）
　筋機能のうち，筋を収縮させる要素．実際には筋原線維がその役割を果たしている．

重心（じゅうしん）（p35）
　物体の各部分に働く重力を総合した合力の作用点をいう．

重心線（じゅうしんせん）（p34）
　重心を通る鉛直の線．身体の立位姿勢における重心線は身体重心を鉛直下方に下がり，足のつま先と踵（かかと）の中間付近に落ちる．

重量（じゅうりょう）（p27）
　物体を落下させようとする重力の大きさを重量（＝質量×重力の加速度）という．

重力（じゅうりょく）（p27）
　地球上の物体は，支えをはずすと一定の加速度（約9.8 m/s^2）で落下する．この落下を引き起こす力を重力という．

身体の区分（しんたいのくぶん）（p21，38）
　身体部位は大きく体幹と体肢に分けられる．体幹は頭，頚，胸，腰からなり，体肢は上肢と下肢（すなわち四肢）からなる．

スカラー（scalar）（p28）
　ベクトルと異なり，方向がなく，大きさだけの物理量（時間，質量など）．

相反神経支配（そうはんしんけいしはい）（p17，42）
　ある筋群が活動するときに拮抗筋が弛緩するような神経支配．肘関節や膝関節をすばやく屈伸するときなどにみられる．

打撃の中心（だげきのちゅうしん）（p71）
　バットやラケットのような打具でボールを打ったとき，打具を握った手に感ずる衝撃が最も小さくなる打撃点．

弾性エネルギー（だんせいえねるぎー）（p49）
　バネを伸ばしたときに，バネに貯えられるエネルギー．

弾性要素（だんせいようそ）（p63）
　筋機能のうち，受動的に収縮要素により伸張される要素．実際には膜組織などの構造タンパクが相当する．

力−速度関係（ちから−そくどかんけい）（p12）
　筋が最大に収縮するとき，負荷が大きいと大きな力が発揮されるが収縮速度は遅く，負荷が小さいと大きな速度で収縮するが，発揮される力は小さくなる．この力と速度の関係は直角双曲線となる．

力の三要素（ちからのさんようそ）（p28）
　力の作用点とその大きさ，および力の加わる方向の三要素．

投射角（とうしゃかく）（p60，61）
　投てき運動で投てき物が手を離れるときの水平線とのなす角．

ドロップジャンプ（drop jump）（p53）
　台から飛び降りることを準備動作として行う跳躍．

粘性抵抗（ねんせいていこう）（p78）
　粘性をもった水や空気のような流体による抵抗．速度の2乗に比例して増加する．

パワー（power）（p12）
　一定時間になされる仕事または力と速度の積と定義される物理量で，仕事率ともいわれる．

反動動作（はんどうどうさ）（p52）
　跳ぶ前にいったん膝を屈曲してから伸展して跳んだり，砲丸投げで，いったん後方へ引いてから前方へ投げるような，一種の準備動作．

反発係数（はんぱつけいすう）（p70）
　ボールの反発係数は，ある高さから床面にボールを落下させた場合の，床面に衝突する直前の速度（V_1）と跳ね返った直後の速度（V_2）の比（$\frac{V_2}{V_1}$）である．この反発係数は，ボールが衝突するときの衝撃力（落す高さ）によって異なる．

比重（ひじゅう）（p78）
　ある物質の密度と4℃の水の密度との比．

比重心高（ひじゅうしんこう）（p36）
　身長に対する重心高（立位における身体重心の高さ）の割合．

フィラメント（filament）（p8）
　筋節には，両側のZ膜から突き出したアクチン・フィラメント（細いフィラメント）と，中央のミオシン・フィラメント（太いフィラメント）がある．

フィラメント滑走説（フィラメントかっそうせつ）（p9）
　筋収縮は，筋原線維のアクチン・フィラメントがミオシン・フィラメントの間に滑り込むことによって起こるという，Huxley, A.F.とHuxley, H.E.により提唱された説．

浮力（ふりょく）（p78）
　流体中の物体は周囲から流体の圧力を受ける．この圧力の上下の差が浮力となり，それが重力より大きければ物体は浮き上がる．

平行四辺形の定理（へいこうしへんけいのていり）（p28）
　2つの力の総合力を求めるときは，それぞれの力を1辺とした平行四辺形を描くと，その対角線の長さと方向が合成された力（合力）となる．また逆に，合力を構成する個々の力も，平行四辺形の定理で分解することができる（力の合成と分解）．

並進運動（へいしんうんどう）（p30，67）
　物体が回転せずに各点が平行して直進したり，正面を向いたままジグザグに前進したりする運動．運動にはもう一つ，回転運動がある．

ベクトル（vector）（p28）
　力や速度のように，大きさと方向を持った物理量のことで，線の長さで大きさを，矢印で方向を表すことができる．

歩行サイクル（ほこうさいくる）（p39）
　歩行運動における1周期．たとえば，右足のつま先の離床から次の右足のつま先離床までの2歩．

ポーラーカーブ（polar curve）（p58）
　中心を回るように描かれた曲線．

摩擦抵抗（まさつていこう）（p86）
　物体の表面に働く摩擦力による抵抗．たとえば，雪面抵抗，粘性抵抗．

揚力（ようりょく）（p74）
　スキーのジャンプや円盤投げのような飛行する運動で，スキーや円盤が流体（空気や水など）によって浮上する方向に受ける力．

力学的エネルギー（りきがくてきえねるぎー）（p29）
　高所から水を落として水車をまわす水力発電では，水が水車をまわす仕事をする．このようにある物体が他の物体に仕事をする能力をもつとき，その物体は力学的エネルギーをもつという．すなわち，エネルギーとは仕事に変換できる物理量のことである．

力積（りきせき）（p28，68）
　ある運動量mVをもった物体が衝突して相手側にある力Fを時間tにわたって与えたとき，この力と時間の積（Ft）を力積という．運動量の変化は力積に等しい（$mV - mV_0 = Ft$）．

連結橋（れんけつきょう）（p8）
　アクチン・フィラメントとミオシン・フィラメントの重なった部分のこと．クロスブリッジともいう．重なる部分の幅が大きいときほど力が大きい．

ロコモーション（locomotion）（p39）
　歩く，走る，泳ぐといった移動運動の総称．

〔バイオメカニクス概説参考書〕

阿江通良，藤井範久：スポーツバイオメカニクス20講．朝倉書店，2002．

Alexander, R.M. 著，平本幸男訳：バイオメカニクス．講談社，1976．

浅見俊雄ほか編著：身体運動学概論．大修館書店，1976．

深代千之，桜井伸二，平野裕一，阿江通良編著：スポーツバイオメカニクス．朝倉書店，2000．

ホッホムート，G. 著，遠藤萬里訳：スポーツ運動エネルギーのバイオメカニクス．新体育社，1981．

石井喜八：科学の眼でみたスポーツ動作の隠し味．ベースボール・マガジン社，1994．

金子公宥，福永哲夫編：バイオメカニクス－身体運動の科学的基礎．杏林書院，2004．

Krause, J.V. and Barham, J.N. 著，島田　孝訳：プログラム学習による人体運動の基礎力学．協同医書出版社，1981．

松井秀治：身体運動学入門．杏林書院，1967．

宮畑虎彦ほか：身体運動の科学．学芸出版社，1960．

宮畑虎彦，高木公三郎，小林一敏：スポーツとキネシオロジー（スポーツ科学講座8）．大修館書店，1965．

大道　等：重心運動のバイオメカニクス．不昧堂出版，2003．

渋川侃二：運動力学．大修館書店，1969．

高木公三郎：身体運動の基礎．学芸出版社，1975．

Williams, M. and Lissner, H. 著，大田仁史，竹内孝仁，山本晴康訳：バイオメカニクス－生体力学とその応用．医歯薬出版，1974．

Caldwell, G.E. et al. : Research Methods in Biomechanics. Human Kinetics, 2004.

Chaffin, D.B. and Andersson, G. : Occupational Biomechanics. John Wiley & Sons Inc., 1984.

Hay, J.G. : The Biomechanics of Sports Techniques. 1973.

Kreighbaum, E. and Barthels, K.M. : Biomechanics. Burgess Publ., 1981.

Simonian, C. : Fundamentals of Sports Biomechanics. Prentice-Hall Inc., 1981.

Vaughan, C.L. : Biomechanics of Sport. CRC Press, 1989.

Winter, D.A. : Biomechanics And Motor Control of Human Movement（3rd ed.）. John Wiley & Sons Inc., 2004.

文　　献（引用図）

阿江通良，宮下　憲，横井孝志，大木昭一郎，渋川侃二（1986）機械的パワーからみた疾走における下肢筋群の機能および貢献．筑波大学体育科学系紀要，9：229-239．

阿江通良，湯　海鵬，横井孝志（1992）日本人アスリートの身体部分慣性特性の推定．バイオメカニズム，11：23-33．

青山憲好（1967）剣道競技の打撃動作の分析的考察．体育の科学，17：536-540．

浅見俊雄（1976）ける（キック），pp250-258．In：浅見俊雄ほか編著，身体運動学概論．大修館書店．

Asmussen, E. (1960) The weight-carrying function of the human spine. Acta Orthop Scand, 29：276-290.

Braune, W. and Fishche, O. (1987) The Human Gait. (translated into English by Marquet, and Furlong, R.), Spring-Verlag.

Burke, E.R. (ed.) (1986) Science of Cycling. p106, Human Kinetics.

Cailliet, R. 著，荻島秀男訳（1972）腰痛症．医歯薬出版．

Cappozzo, M., Marchetti, M. and Tosi, V. (1992) Biolocomotion-A century of research using moving pictures. p78, Promograph.

Cavagna, G.A. and Margaria, R. (1966) Mechanics of walking. J Appl Physiol, 21：271-278.

Cavagna, G.A. and Citterio, G. (1974) Effect of stretching on the elastic characteristics and the contractile component of frog striateted muscle. J Physiol, 239：1-14.

Cavagna, G.A. and Kaneko, M. (1977) Mechanical work and efficiency in level walking and running. J Physiol, 268：467-481.

Cavanagh, P.R. and Landa, J. (1976) A biomechanical analyis of the Karate Chop. Res Q, 47：610-618.

Close, J.R. (1964) Motor Function in the Lower Extremity. Thomas.

Ducroquet, R.J. ほか著，鈴木良平訳（1973）歩行と跛行-正常および病的歩行の研究．医歯薬出版．

Dyson, G. 著，金原　勇，渋川侃二，古藤高良共訳（1972）陸上競技の力学．大修館書店．

Elftman, H. (1940) The work done by muscles in running. Am J Physiol, 129：672-684.

Elliot, B.C. (1989) Tennis strokes and equipment, pp263-288. In：Vaughan, C.L. (ed.), Biomechanics of Sport. CRC Press.

Faria, I.E. and Cavanagh, P.R. (1978) The Physiology and Biomechanics of Cycling. John Wiley & Sons.

Fenn, W.O. (1930) Work against gravity and work due to velocity changes in running. Am J Physiol, 93：433-462.

淵本隆文，伊藤　章，金子公宥（1987）走運動における下肢関係トルクと筋活動．第42回日本体力医学会大会号，p248．

淵本隆文，伊藤　章，金子公宥（1990）棒高跳のバイオメカニクス的分析-競技会における一流選手の試技について，pp25-30．日本バイオメカニクス学会編，ジャンプ研究．メディカルプレス．

淵本隆文，高松潤二，阿江通良，金高宏文（1992）棒高跳のバイオメカニクス的分析-世界一流選手の試技について，pp276-281．北川　薫編，動きとスポーツの科学．日本バイオメカニクス学会第11回大会実行委員会．

深代千之（1990）跳ぶ科学．大修館書店．

深代千之（2004）跳動作，pp217-222．金子公宥，福永哲夫編，バイオメカニクス-身体運動の科学的基礎．杏林書院．

深代千之，若山章信，伊藤信之，小嶋俊久，山本恵美，阿江通良（1992）1991世界陸上における走幅跳・三段跳の解析．Jpn J Sports Sci, 11：622-635．

藤田恒太郎（1970）生体観察 第10版．南山堂．

福田邦三（1956）人体生理学 第4版．pp353-355，南山堂．

福永哲夫，松尾彰文，浅見俊雄（1984）地面反力からみた発育期男女の走能力特性，pp46-49．星川　保，豊島進太郎編，走・跳・投・打・泳運動おける"よい動き"とは．第7回日本バイオメカニクス学会大学組織委員会．

福永哲夫（2004）筋組織のバイオメカニクス, pp35-58. 金子公宥, 福永哲夫編, バイオメカニクス-身体運動の科学的基礎. 杏林書院.

Gordon, A.M., Huxley, A.F. and Julian, F.J.（1966）The variation in isometric tension with sarcomere length in vertebrate muscle fibres. J Physiol, 184：170-192.

合屋十四秋, 野村照夫, 松井敦典, 高木英樹（1992）クロール泳動作の発達, pp286-291. 北川 薫編, 動きとスポーツの科学. 日本バイオメカニクス学会第11回大会実行委員会.

Granit, R. 著, 本間三郎, 渡部士郎訳（1972）運動制御の原理. 医歯薬出版.

Gray, J. 著, 柳田為正訳（1963）動物の運動. 岩波書店.

Gundlach, H.（1963）Laufgeschwindkeit und Schrittgestaltung in 100m-lauf. I, II, III. Theorie und Praxis der Köperkultur, H3：254-262, H4：346-359, H5：418-425.

Hay, J.G.（1973）The Biomechanics of Sports Techniques. Prentice-Hall International, Inc.

Hay, J.G., Miller, J.A. and Canterna, R.W.（1986）The techniques of elite male long jumpers. J Biomech, 19：855-866.

Hay, J.G. and Reid, J.G.（1988）Anatomy, Mechanics, and Human Motion, 2nd ed. Prentice-Hall Inc.

Hellebrandt, F.A. et al.（1961）Physiological analysis of basic motor skills. Am J Phys Med, 46：14-25.

Hill, A.V.（1938）The heat of shortening and the dynamic constants of muscle. Proc R Soc Lond B Biol Sci, 126：136-195.

平野裕一, 宮下充正（1983）野球の打撃の基本的動作に関する研究, pp260-267. 日本バイオメカニクス学会編, 身体運動の科学 V-スポーツ・バイオメカニクスへの挑戦. 杏林書院.

Howald, H., Glutz, G. von, and Billeter, R.（1978）Energy stores and substrates utilization in muscle during exercise, pp75-86. In: Landry, F. and Orban, W.A.R.（eds.）, 3rd International Symposium on Biochemistry of Exercise. Symposia Specialists Inc.

Hubberd, M.（1989）The throwing events in track and field, pp213-238. In : Vaughan, C.L.（ed.）, Biomechanics of Sport. CRC Press.

Huxley, H.E.（1958）The contraction of muscle. Sci Am, 199：67-72.

猪飼道夫, 石井喜八, 宮下充正（1961）水泳中の筋電図-トレーニングとキネシオロジーの交点. Olympia, 8：258-263.

猪飼道夫, 芝山秀太郎, 石井喜八（1963）疾走能力の分析-短距離走のキネシオロジー. 体育学研究, 7：1-12.

Inman, V.T.（1966）Human locomotion. Can Med Assoc J, 94：1047-1054.

石田忠彦（1967）スケートの力学. 体育の科学, 17：723-729.

石井喜八（1976）投げる, pp226-249. 浅見俊雄ほか編著, 身体運動学概論. 大修館書店.

伊藤 章, 市川博啓, 斎藤昌久, 佐川和則, 伊藤道郎, 小林寛道（1998）100m中間疾走局面における疾走動作と速度との関係. 体育学研究, 43：260-273.

伊藤正男（1976）ニューロンの生理学. 岩波書店.

金子敬三, 小林一敏, 菅原秀二（1976）走り高跳びにおける踏み切りの力学的考察. 日本体育学会第27回大会号, p270.

金子公宥（1965）生理学的側面からの「跳」の考察. 体育学研究, 10：336-337.

金子公宥, 北村潔和（1975）100m疾走中のスピード変化に対する要因のキネシオロジー的分析. 体育の科学, 25：109-115.

金子公宥, 豊岡示朗, 伊藤 章（1983）槍投げにおける"鞭効果", pp69-79. 日本バイオメカニクス学会編, 身体運動の科学 IV-スポーツのバイオメカニクス. 杏林書院.

Kaneko, M., Ito, A., Fuchimoto, T., Shishikura, Y. and Toyooka, J.（1985）Influence of running speed on the mechanical efficiency of sprinters and distance runners, pp307-312. In : Winter, D.A. et al.（eds.）, Biomechanics X-B. Human Kinetics.

Kaneko, M., Matsumoto, M., Ito, A. and Fuchimoto, T. (1987) Optimum step frequency in constant speed running, pp803-807. In : Jonsson, B. (ed.), Biomechanics X-B. Human Kinetics.

金子公宥（1988）パワーアップの科学．朝倉書店．．

金子公宥（1990）ゴルフスイングにおける「コイリング」-その効用を占うバイオメカニクス的一考察．ゴルフの科学，3：1-4．

Karpovich, P.V. (1935) Analysis of propelling force in the crawl stroke. Res Q, 6 : 49-58.

加藤謙一，宮丸凱史，阿江通良（1994）女子高校生の疾走能力および最大無酸素パワーの発達．体育学研究，39：13-27．

河村龍馬（1972）ゴルフ頭の体操．ゴルフダイジェスト社．

川島一明（1991）ゴルフスイングにおける体重移動，pp 413-421．日本ゴルフ学会監修，ゴルフ学大系．ぎょうせい．

Kelley, D.L. (1971) Kinesilogy-Fundamentals of motion description. Prentice-Hall International, Inc.

木村邦彦（1969）人体生理学．大修館書店．

木下是雄，穂坂直弘（1972）スキーの物理と力学．日立製作所．

木下是雄（1973）スキーの科学．中央公論社．

金原 勇，三浦望慶（1965）跳躍力を大きくする基礎的技術の研究（II）．東京教育大体育学部スポーツ研究所報，3：42-51．

小林一敏（1960）浮力，pp160-164．宮畑虎彦ほか，身体運動の科学．学芸出版社．

小林一敏（1966）剣道における打撃について．体育の科学，16：656-660．

Komi, P.V. and Bosco, C. (1978) Utilization of stored elastiic energy in leg extensor muscles by men and women. Med Sci Sports, 10 : 261-265.

前嶋 孝（1976）打つ，pp259-267．浅見俊雄ほか編著，身体運動学概論．大修館書店．

Marey, E.J. (1972) Movement. < Translated into English by Pritchard E. of the original book entitled "Le mouvement", Arno Press Inc. 1895 > Arno Press & theee New York Times, .

Margaria, R. 著，金子公宥訳（1978）身体運動のエネルギー．ベースボール・マガジン社．

増田正美（1984）飛ばしの科学．廣済堂出版．

松井秀治（1958）運動と身体の重心-各種姿勢の重心位置に関する研究．杏林書院．

松井秀治ほか（1973）走り幅とびの踏み切りにおける速度変化．昭和48年度日本体育協会スポーツ科学研究報告 No. VI．跳能力の向上（第1次報告），pp7-11．

松井秀治ほか（1974）走高とびの踏み切りにおける速度変換．昭和49年度日本体育協会スポーツ科学研究報告 No. III．跳能力の向上（第2次報告），pp14-19．

松本芳三，浅見高明（1966）柔道．大修館書店．

松本芳三（1975）柔道のコーチング．大修館書店．

松永尚久（1974）内野手の投球動作の習熟．体育の科学，24：448-452．

Mero, A., Luhtanen, P., Viitasalo. and Komi, P.V. (1981) Relationship between the maximal running velocity, muscle fiber characteristics, force production and force relaxation of sprinters. Scand J Sports Sci, 3 : 16-22.

道原伸司（1978）空手の衝撃度．文芸春秋，56：398-402．

宮畑虎彦，高木公三郎（1957）身体運動学．学芸出版社．

宮畑虎彦ほか（1960）身体運動の科学．学芸出版社．

宮丸凱史編著（2001）疾走能力の発達．杏林書院．

宮下充正（1970）水泳の科学-キネシオロジーと指導への応用．杏林書院．

Miyashita, M. (1975) Arm action in the crawl stroke, pp167-173. In : Lewillie, L. and Clarys, J.P. (eds), Swimming. University Park Press.

Miyashita, M. and Sakurai, S. (1979) Biomechanical analysis of skiing over a hump. Proceedings of the Symposium on the Science of Skiing in the 11th Interski, Zao, Japan.

水野忠文，高橋華王（1960）日本人の体容積に関する研究．体育学研究，4：1-9．

長松英一（1936）関節ヨリミタル筋学．金原商店．

Napier, J.（1967）The antiquity of human walking. Sci Am, 216：56-66.

Nemessuri, M.（1963）Funktionelle Sportanatomie. Sportverlag.

根本 勇，吉岡伸彦（1982）スピードスケートの滑走技術（1）-その力学的基礎．トレーニングジャーナル，4：28-32．

根本 勇（1984）スケート競技．pp208-262．浅見俊雄，宮下充正，渡辺 融編，現代体育・スポーツ大系16．講談社．

Ohmichi, H., Miyashita, M. and Mizuno, T.（1979）Bending forces acting on the racquet during the tennis stroke, pp89-95. In：Terauds, J.（ed.）, Science in Racquet Sports. Academic Publishers.

岡本 勉，徳山 広，吉沢正尹，小平明子，辻野 昭，熊本水頼（1976）幼児の水泳の筋電図的研究．pp115-126．キネシオロジー研究会編，身体運動の科学Ⅱ-身体運動のスキル．杏林書院．

Payne, A.H. and Blader, F.B.（1971）The mechanics of the sprint start, pp225-231. Biomechanics Ⅱ. Karger.

Plagenhoef, S.（1973）Patterns of Human Motion. Prentice-Hall Inc.

Roy, B., Youm, Y. and Roberts, E.M.（1971）Kinematics and kinetics of the standing long-jump in 7-, 10-, 13- and 16-years-old boys, pp409-416. Biomechanics Ⅱ. Karger.

Sargent, L.W.（1924）Some observations on the Sargent Test of neuro-muscular efficiency. Am Physical Ed Rev, 29：47-56.

Schleihauf, R., Gray, L. and DeRose J.（1983）Three-dimentional analysis of human propulsion in the sprint front crawl stroke, pp173-183. In：Hollander, A.P. et al.（eds.）, Biomechanics and Medicine in Swimming. Human Kinetics.

Sherrigton, C.S.（1947）Integrative Action of the Nervous System（2nd. ed）. Yale University Press.

渋川侃二（1969）運動力学．大修館書店．

渋川侃二（1973）ボールキックの際の関節固定の効果．東京教育大学スポーツ研究所報，11：81-83．

高木公三郎（1960）人体の構造，pp15-78．宮畑虎彦ほか，身体運動の科学．学芸出版社．

高木公三郎（1975）身体運動の基礎．学芸出版社．

高木隆司（1983）スポーツの科学．講談社．

高橋伍郎（1983）水泳における身体動作．Jpn J Sports Sci, 2：518-526．

田中純二（1966）サッカーのキックのキネシオロジー．体育の科学，16：664-667．

戸苅晴彦，浅見俊雄，菊池武道（1972）サッカーのキネシオロジー的研究．体育学研究，16：259-264．

時実利彦，大熊輝雄編（1967）中枢神経実験法-生理学編．医学書院．

豊島進太郎，星川 保（1976）投げだされたボールの速度と正確性からみた投運動の調整力，pp168-177．キネシオロジー研究会編，身体運動の科学Ⅱ-身体運動のスキル．杏林書院．

辻野 昭ほか（1973）幼児期における走・跳・投動作の特性．日本体育学会第24回大会号，p418および発表資料．

辻野 昭，岡本 勉，後藤幸弘，橋本不二雄，徳原康彦（1974）Human powerの発達及びトレーニング研究，pp203-243．キネシオロジー研究会編，身体運動の科学Ⅰ-Human Powerの研究．杏林書院．

辻野 昭，小田伸午編著（1990）ラグビーの科学．p133，大修館書店．

対馬勝年（1990）雪氷の科学-スポーツへの応用．Jpn J Sports Sci, 9：741-746．

植屋清見，中村和彦，麻場一徳，池川哲史（1992）砲丸投の投フォームとパフォーマンス-世界と日本との差異，pp437-443．北川 薫編，動きとスポーツの科学．日本バイオメカニクス学会第11回大会実行委員会．

渡部和彦，大築立志（1972）滑降姿勢と空気抵抗-風洞実験による測定．体育の科学，22：270-276．

Watts, R.G. and Bahill, A.T. 著，大路通雄訳（1993）ベース「ボール」の科学．サイエンス社．

Wirhed, R. 著，金子公宥，松本迪子訳（1986）目でみる動きの解剖学．p81，大修館書店．

吉福康郎（1984）ヒトの運動の特徴-ヒトの運動を力学的観点から見る，pp5-17．星川 保，豊島進太郎編，走・跳・投・打・泳運動におる"よい動き"とは．第7回日本バイオメカニクス学会大学組織委員会．

吉福康郎（1998）最強格闘技の科学．福昌堂．

索　引

※色数字は「専門用語の解説」の頁数を示す．

【あ行】

アクチン・フィラメント　8
圧力融解説　88
アデノシン3リン酸（ATP）　13
アルキメデスの原理　78, 105
安定性の3条件　35
位置エネルギー　29, 41, 48, 50, 55, 105
移動運動　18, 39, 96
インパクト　69
　──時間　73
浮き身　79
運動エネルギー　29, 41, 48, 55, 105
運動生理学　3
運動の法則　26, 105
運動方程式　26, 51
運動力学　3
運動量　28, 58, 68, 69, 72, 87, 105
　──保存の法則　70, 105
エクセントリック収縮　51, 53
エネルギー学　3
エネルギー供給過程　13
エネルギー供給速度　14
エネルギー消費量　42, 77
遠心力　62, 91, 105
遠投能力　64
凹凸（ディンプル）効果　75

【か行】

回転　30, 74
　──運動　30, 31, 67, 87, 105
　──式投法　61
　──軸　30, 74, 75
　──速度　62, 74
　──力　30, 66, 97, 105
化学的エネルギー　7, 49
角運動量　30, 40, 95, 105
角加速度　30
角速度　30, 62
加速度　30, 40, 51
　──の法則　26
から竿作用　63, 72
慣性の法則　26

慣性モーメント　31, 32, 93, 95, 105
慣性力　28, 105
関節運動　19, 25, 62
関節角　67
関節構造　19
関節トルク　48
関節パワー　48, 105
疑似液体膜潤滑説　88
疑着説　88
キック動作　46, 82
キック力　47, 57, 58, 89, 91
　──曲線　47
拮抗筋　22, 105
基底面　35, 105
求心力　62, 87, 91, 106
協力筋　22, 106
曲線運動　87
筋活動　42, 83
筋原線維　8, 9, 106
筋腱複合体　53
筋収縮　9, 13
筋小胞体　8, 106
筋節　8, 9, 106
筋線維　8, 9, 106
緊張性頸反射　17
筋電図　42, 83, 106
筋紡錘　16, 106
空気抵抗　28, 85, 86
　──係数　86
空気密度　86
屈曲　25, 76
　──反射　16
グライド投法　61
クロスブリッジ　8, 9
頸反射　17
腱紡錘　16
コイリング　72
抗重力筋　33, 106
合成重心　37, 38
合成ベクトル　58
効率　49, 53, 77, 106
合力　35
国際単位系（SI）　27, 98, 106
骨格筋　7, 11
コンセントリック収縮　53

114

【さ行】

最大重心高　55
最大速度　85
最適投射角　60, 62
作用・反作用の法則　26, 68
作用力　66
仕事　29, 106
矢状面　24
姿勢　32, 34, 80
　　――角　62
　　――変化　42, 86
疾走スピード　43
疾走速度　46
質量　27, 38, 93, 106
　　――比　38
地面反力　40, 47, 58, 92
ジャスト・ミート　71
ジャンプターン　94
習熟過程　17
収縮速度　12
収縮要素　63, 106
重心　18, 35, 50, 56, 66, 89, 94, 106
　　――位置　38, 95
　　――移動　39, 89
　　――軌跡　59, 94
　　――高　36
　　――上昇高　54
　　――線　18, 34, 35, 106
　　――点　37
重量　27, 106
重力　27, 28, 35, 78, 85, 107
熟練者　64, 67, 71, 77, 84
　　未――　64, 67, 77, 84, 92
潤滑説　88
衝撃力　68, 69, 70, 76
助走速度　55, 59
初速　60
身体質量　51
身体組成　79
身体の区分　21, 38, 107
身体比重　79
人体水抵抗　80
伸張性収縮　10, 12
伸張反射　16, 53
伸展　25, 76
進入角　65
随意運動　15

随意筋　7
随意調節　17
水蒸気潤滑説　88
推進力　28, 80, 81, 85, 89
水中牽引力　82
垂直跳びテスト　50
水平速度　59
水平面　24
スカラー　28, 107
ストライド　43, 83
脊柱弯曲　34
接近速度　70
線速度　62
前頭面　24
走運動　43
相反神経支配　17, 42, 107
足圧重心　72
速筋線維　7, 43

【た行】

第3種のテコ　11
体脂肪　79
体重移動　72
打撃動作　68
打撃の中心　67, 71, 107
惰力滑降　89
短縮性収縮　10, 12
弾性エネルギー　49, 53, 55, 107
　　――再利用説（バネ作用）　49
弾性要素　63, 107
弾道方程式　60
力−速度関係　12, 107
力の三要素　28, 107
力−パワー関係　12
遅筋線維　7
中枢神経系　15
跳躍　50
直立姿勢　33
直立二足歩行　39
テコの作用　10
投球動作　63
動作学　3
動作の習熟　64
動作の反射化　17
投射角　60, 61, 62, 65, 107
等尺性収縮　10, 12, 52
投射速度　65

等速性収縮　10
等張性収縮　10
動力学　3
踏力　97
トルク　30, 97
ドロップジャンプ　43, 53, 107

【な行】
内傾角　91
二関節筋　24
乳酸　14
　　──性機構　13
　　非──性機構　13
ニュートンの法則　26
粘性抵抗　78, 80, 107

【は行】
背面跳び　54
発育発達　45, 82
抜重　56, 87
バネ作用　49, 63, 72
バネ的性質　53
パワー　12, 57, 107
反作用　80, 85, 87, 89
反射　16, 34, 42
反動効果　53
反動動作　52, 56, 107
反発係数　70, 73, 107
反発力　55
万有引力の法則　27
比重　79, 107
比重心高　36, 107
ピッチ　43, 83
表在筋　22
フィラメント　8, 108
　　──滑走説（filament sliding theory）　9, 108
浮心　79
不随意運動（反射）　15
不随意筋　7
物理量　28
振子運動　41

振子モデル　41
浮力（buoyancy）　78, 108
平行四辺形の定理　28, 108
並進運動　30, 31, 67, 108
ベクトル　28, 108
ベリーロール　54
放物線　60, 94
歩行運動　41, 42
歩行サイクル　39, 108
歩行動作　39
ポーラーカーブ　58, 108

【ま行】
マグヌス効果　74
摩擦係数　86
　　運動──　86, 88
　　静止──　86, 88
摩擦抵抗　86, 108
摩擦融解説　88
摩擦力　28, 65
末梢神経系　15
ミオシン・フィラメント　8
水抵抗　78, 80, 82
迎え角　62
ムチ作用　63, 71
迷路反射　16
モーメントアーム　30, 93, 94

【や行】
床反力　40
揚力　74, 75, 108

【ら行】
力学的エネルギー　7, 29, 55, 108
力学的仕事　41, 57
力学量　61
力積　28, 47, 68, 108
離脱速度　70
立位姿勢　33, 34
連結橋　8, 108
ロコモーション　39, 96, 108

著者略歴

金子　公宥（かねこ　まさひろ）

1938年生まれ，静岡県出身
1961年　東京教育大学体育学部卒業
1969年　東京大学大学院博士課程修了
1971年　教育学博士（東京大学）
　　　　カリフォルニア大学(医)，ケンタッキー大学(医)，
　　　　ミラノ大学(医)研究員，フィンランド・ユバスキ
　　　　ラ大学客員教授，東京大学助手など歴任
2008年　大阪体育大学名誉教授
　　　　（中国西安体育学院名誉教授）
著書：瞬発的パワーからみた
　　　　人体筋のダイナミクス(杏林書院)
　　　パワーアップの科学(朝倉書店)
　　　スポーツ・エネルギー学序説(杏林書院)
　　　発想スポーツ科学への招待(杏林書院) 他

藤原　敏行（ふじはら　としゆき）

1981年生まれ，大阪府出身
2004年　大阪体育大学体育学部卒業
2006年　大阪体育大学大学院博士前期課程修了
2011年　体育学博士(アルバータ大学)
2011年　大阪体育大学体育学部講師
2015年　大阪体育大学体育学部准教授
2022年　大阪体育大学体育学部教授

1982年4月1日　　　第1版第1刷発行
1994年4月10日　　　　　　第10刷発行
1994年9月30日　　第2版第1刷発行
2005年5月5日　　　　　　第11刷発行
2006年4月10日　　第3版第1刷発行
2019年3月10日　　　　　　第14刷発行
2020年4月10日　　第4版第1刷発行
2024年3月10日　　　　　　第5刷発行

スポーツ・バイオメカニクス入門　第4版
定価（本体2,500円+税）　　　　　　　　　　　　　　　　　　検印省略

　　　　　　　　　　著　者　金子　公宥・藤原　敏行
　　　　　　　　　　発行者　太田　康平
　　　　　　　　　　発行所　株式会社　杏林書院
　　　　　　　　　　　　　　〒113-0034　東京都文京区湯島4-2-1
　　　　　　　　　　　　　　Tel　03-3811-4887（代）
　　　　　　　　　　　　　　Fax　03-3811-9148
© M. Kaneko & T. Fujihara　　http://www.kyorin-shoin.co.jp

ISBN 978-4-7644-1211-8　C3047　　　　　　　印刷・製本：三報社印刷
Printed in Japan
乱丁・落丁の場合はお取り替えいたします．

・本書の複製権・翻訳権・上映権・譲渡権・公衆送信権（送信可能化権を含む）は株式会社杏林書院が保有します．
・[JCOPY] <（一社）出版者著作権管理機構　委託出版物>
　本書の無断複製は著作権法上での例外を除き禁じられています．複製される場合は，そのつど事前に，（一社）出版者著作権管理機構（電話 03-5244-5088，FAX 03-5244-5089，e-mail：info@jcopy.or.jp）の許諾を得てください．